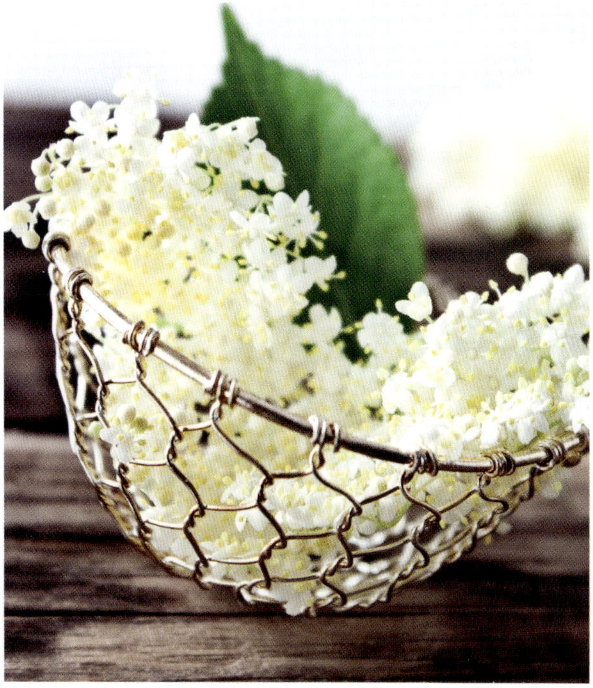

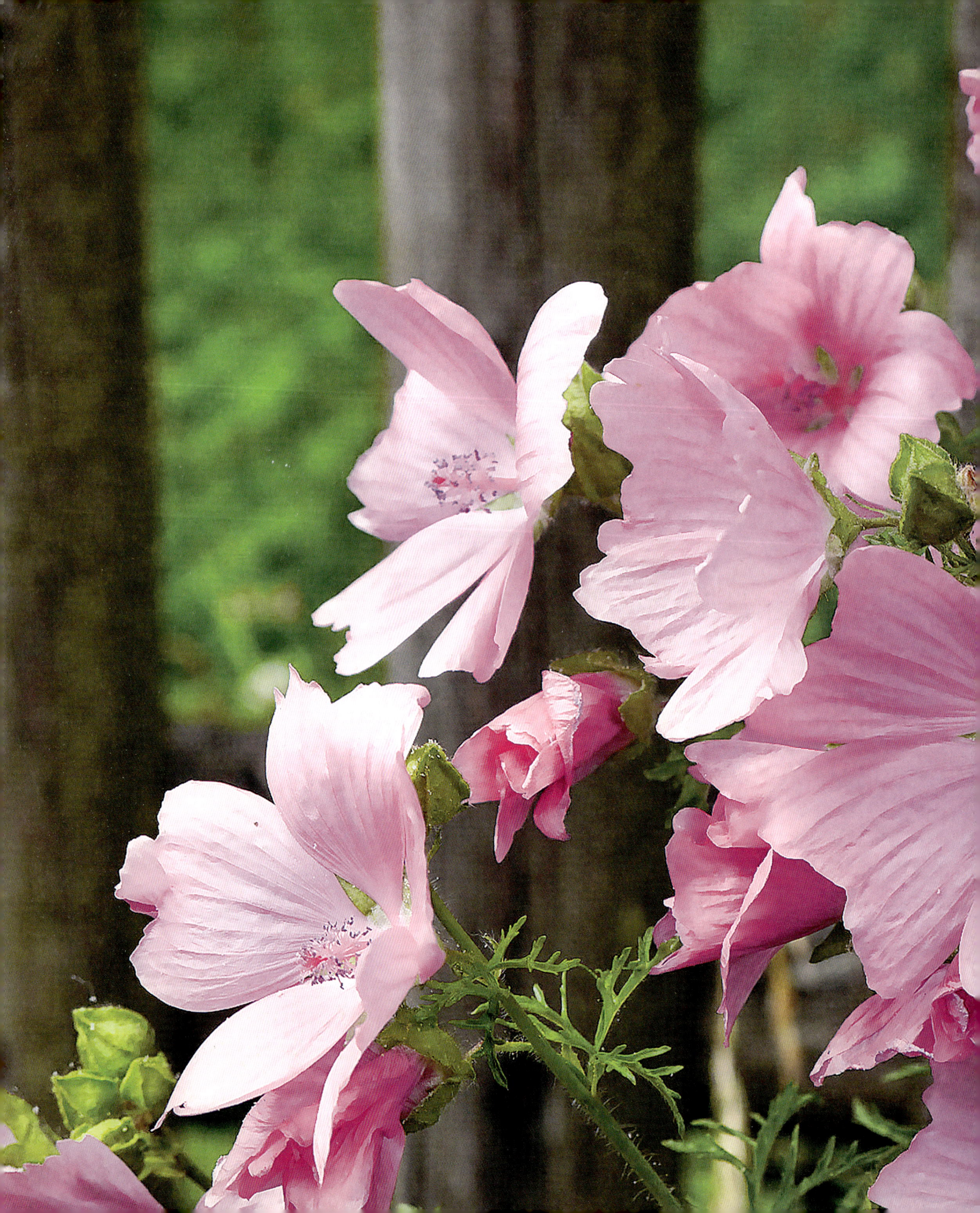

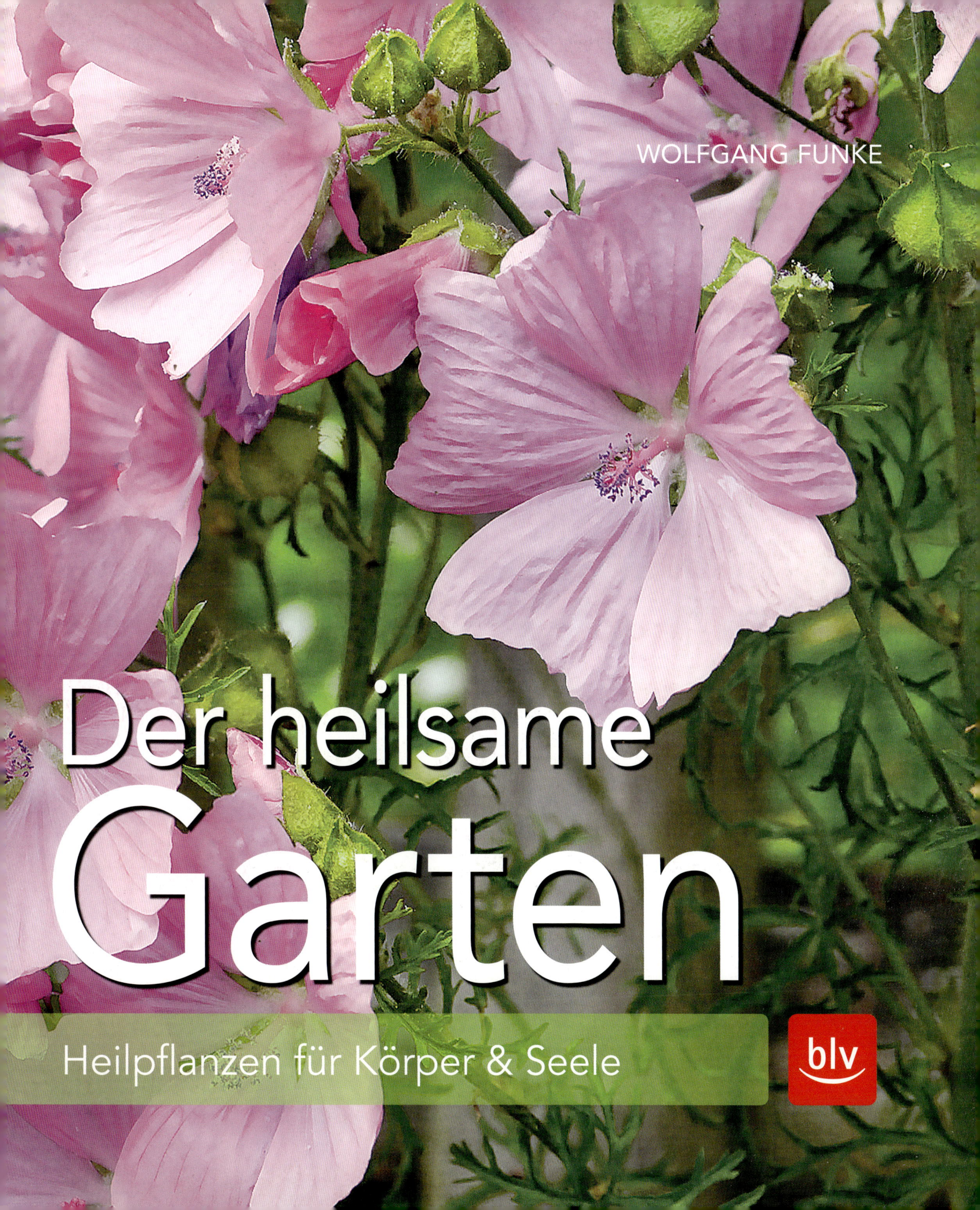

WOLFGANG FUNKE

Der heilsame Garten

Heilpflanzen für Körper & Seele

blv

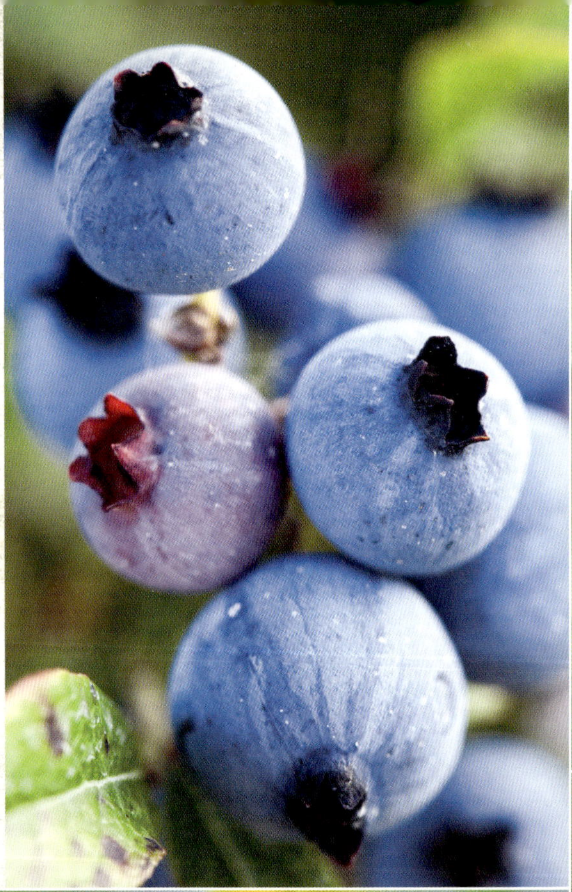
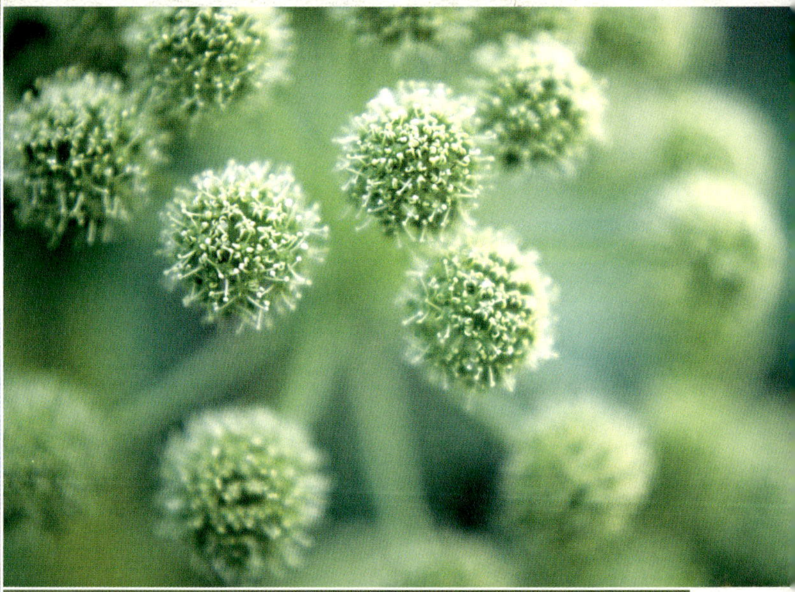
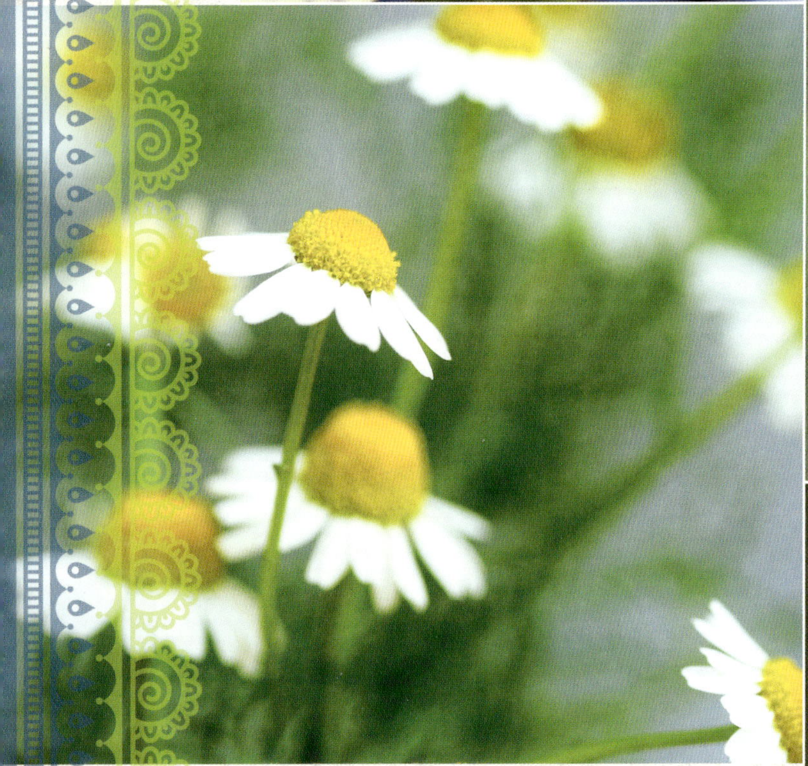
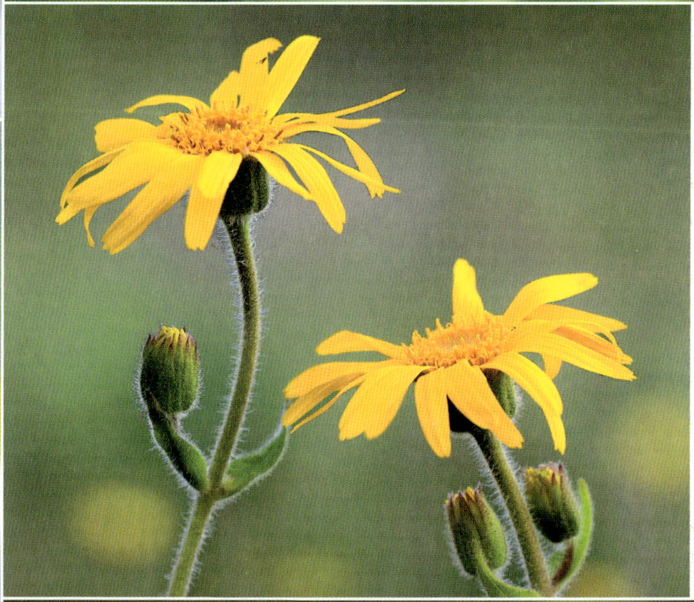
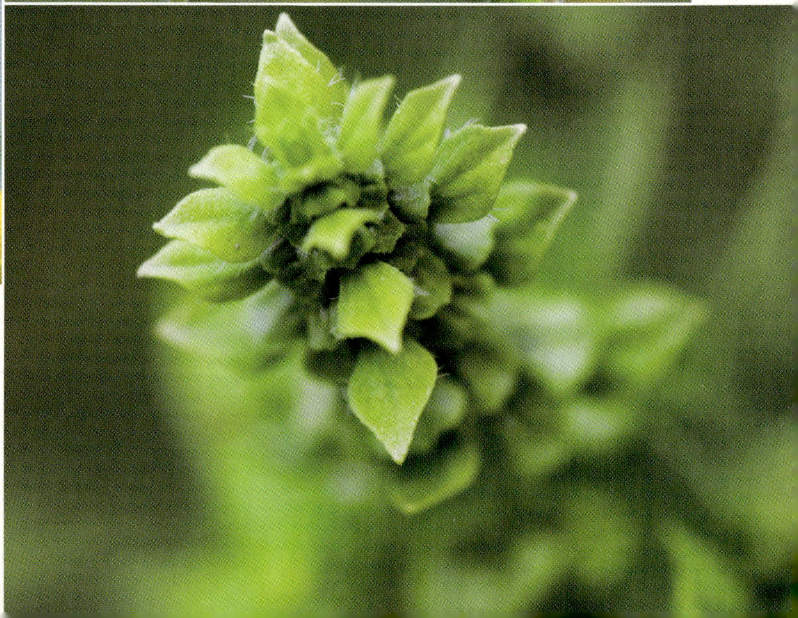

Inhalt

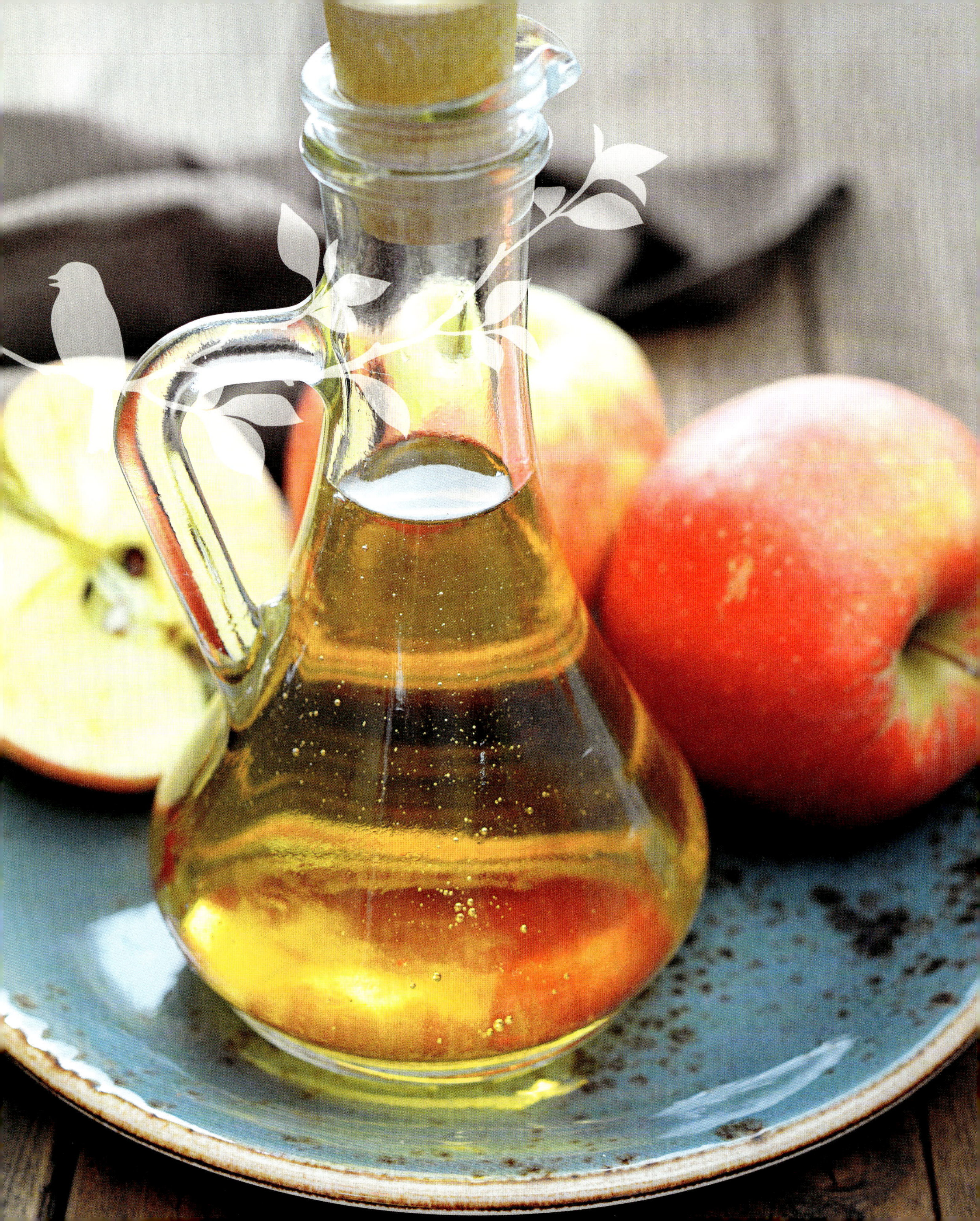

Mein heilsamer Garten

Geheime Kräfte bewirken Gutes

Der Garten ist ein Paradies

Heilung aus der Naturapotheke

Mein Garten – mein Leben

Ich war gerade einmal acht Jahre alt, als ich von meiner Mutter ein kleines Gärtchen geschenkt bekam. Sie hatte dieses etwa zwei Meter mal drei Meter große Stück mit einer Ziegelsteinumfassung von ihrem Garten abgetrennt. Hier durfte ich pflanzen, was ich wollte. Radieschen und Sonnenblumen, Kartoffeln, Möhren, Erbsen und Narzissen, alles wuchs kunterbunt durcheinander, genau wie im großen Garten. Jeden Tag nach der Schule war mein erster Weg nachzusehen, wie weit die Bohnen inzwischen gewachsen waren. Oder ich zupfte ungeduldig an den Möhren, um zu schauen, wie groß sie inzwischen waren.

Der Garten mit seinen verschiedenen Gewächsen und das Gärtnern sind Therapie und Balsam für Körper und Seele gleichermaßen. Die Pflanzen haben Heilkräfte, aber auch die Arbeit im Garten kann heilend sein.

Pflanzen faszinierten mich. Ich grub ein großes Loch in die Erde, über das ich ein folienbespanntes Lattengerüst stellte. Das war mein erstes Treibhaus. Den Geruch der feuchten schweren Lehmerde habe ich bis heute in Erinnerung. Leider waren die gärtnerischen Erfolge in diesem Erdhaus eher mäßig, aber bald waren alle Fensterbänke und besonnten Plätze im Wohnhaus mit Minitreibhäusern und Pflanzgefäßen zugestellt. Hier wucherten exotische Gewächse wie Passionsblumen, aber auch Kakteen und Kräuter.

Heute, viele, viele Jahre später, habe ich immer noch einen Garten. Auch in diesem Garten wachsen Blumen, Gemüse, Wildblumen, Obstbäume und Kräuter in einem kunterbunten Durcheinander. Doch heute hat der Garten eine andere Qualität für mich. Wie sagte Dieter Kienast so treffend: »Der Garten ist der letzte Luxus unserer Tage, denn er erfordert das, was in unserer Gesellschaft am kostbarsten ist: Zeit, Zuwendung und Raum.«

Achtsamkeit üben

Im Einklang mit der Natur entsteht Zufriedenheit aus dem Moment. Wir freuen uns an den vielen kleinen Wundern entlang der Wege und auf den Beeten, auf die ersten Tomaten, das erste frische Basilikum. Wir freuen uns über Dinge, die in unserem Leben im »täglichen Überfluss« verloren gegangen sind. Der Natur mit Achtsamkeit und Demut zu begegnen, das ist es, was dieses Buch auch vermitteln möchte.

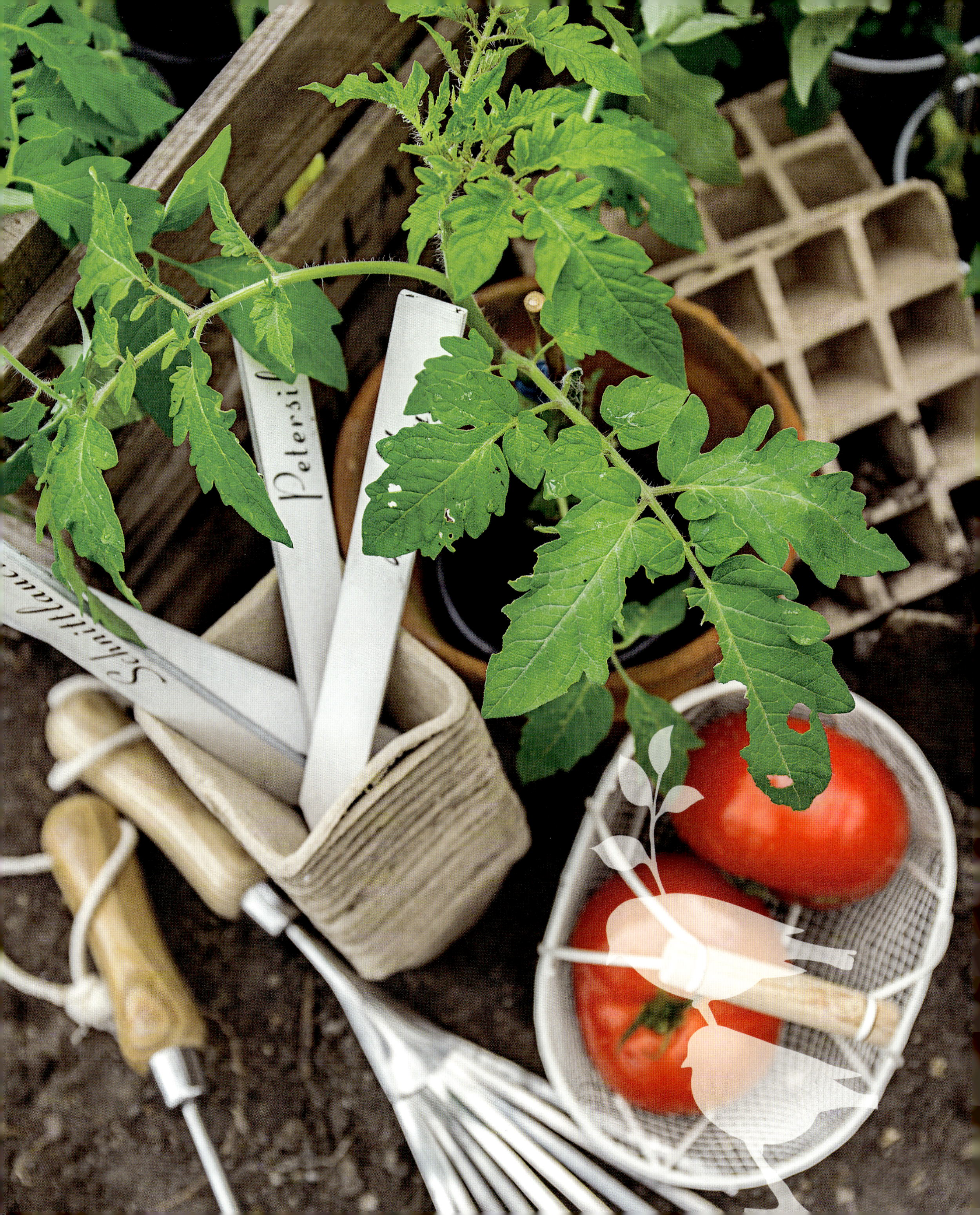

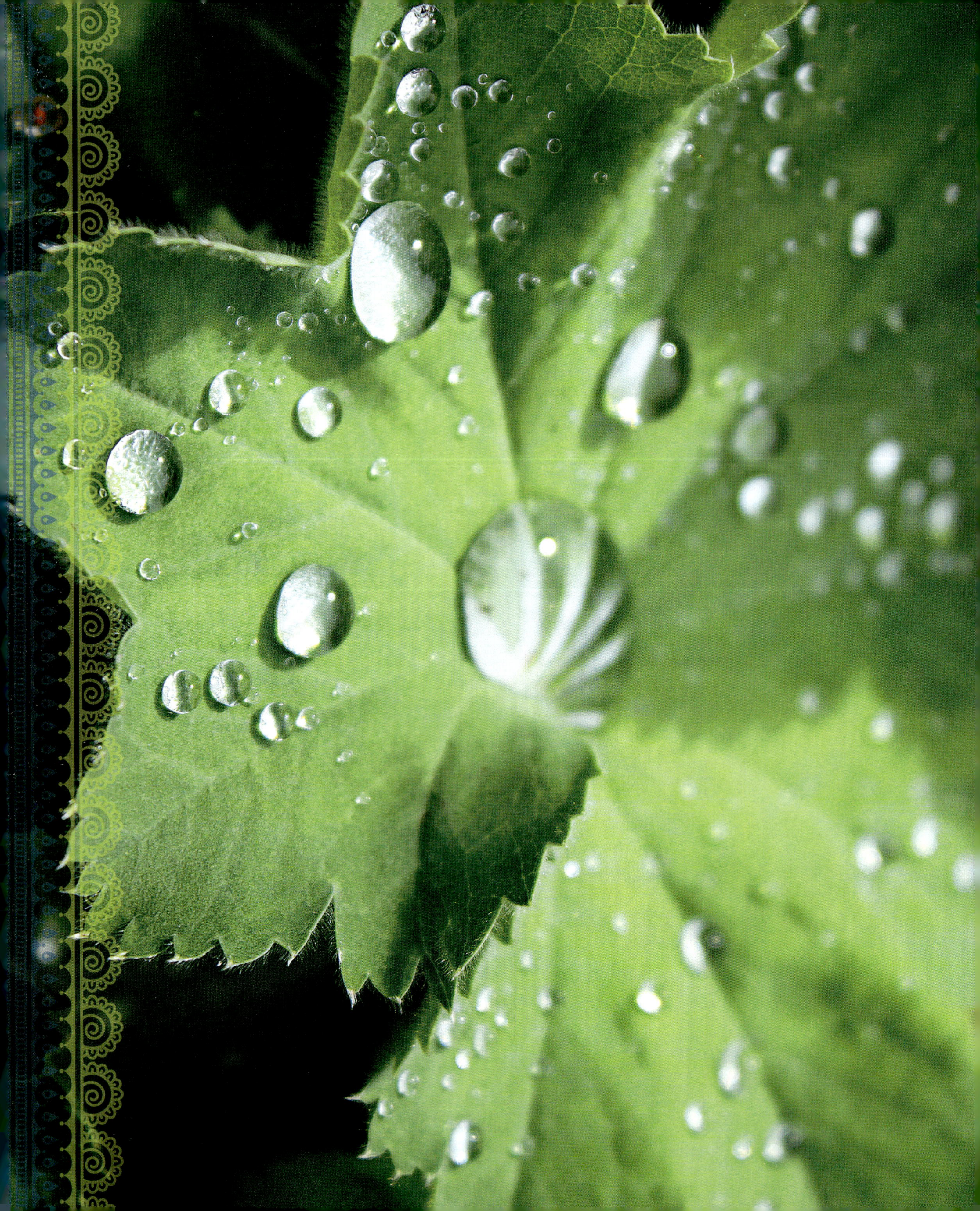

Der Garten erdet mich. Hier finde ich am ehesten die Ruhe und Geborgenheit, die es im Alltag kaum noch gibt. Der Garten, die Natur haben ihren eigenen Rhythmus. Hier nutzen keine selbst gebastelten Terminpläne, und auch Zeit-Management-Kurse werden die Möhren nicht schneller wachsen lassen. Gärtnern heißt: sich dem Rhythmus der Natur anzupassen, geduldig zu sein und Achtsamkeit zu üben, die Jahreszeiten wieder in ihrer ganzen Intensität zu erleben, all die vielen kleinen Dinge am Rande zu beobachten, ja einfach nur wahrzunehmen. Der Garten und das Gärtnern sind Therapie und Balsam für den abgehetzten, im Arbeitsalltag gefangenen Menschen. Nicht nur die hier wachsenden Kräuter und Gemüse sind heilsam, nein, die Gartenarbeit als solche heilt uns, das Eins-Sein mit der Natur und das Im-Moment-Leben kann ich nirgendwo besser als im Garten.

Ein Stück vom Paradies

Es ist, wie noch mal in die Kindheit einzutauchen. Im Flow zu sein, ganz im Moment, in der Gegenwart, und alles um mich herum zu vergessen. Als Kind erleben wir dies noch beim Spielen, beim Kritzeln und Malen mit Buntstiften, eigentlich bei jeder Tätigkeit. Heute, als Erwachsene, müssen wir es wieder mühsam lernen, besuchen Anti-Stress-Seminare. Ständig auf der Suche nach dem Sinn und bemüht, die Leere in uns zu füllen. Im Garten finden wir ein kleines, verloren gegangenes Stück Paradies wieder.

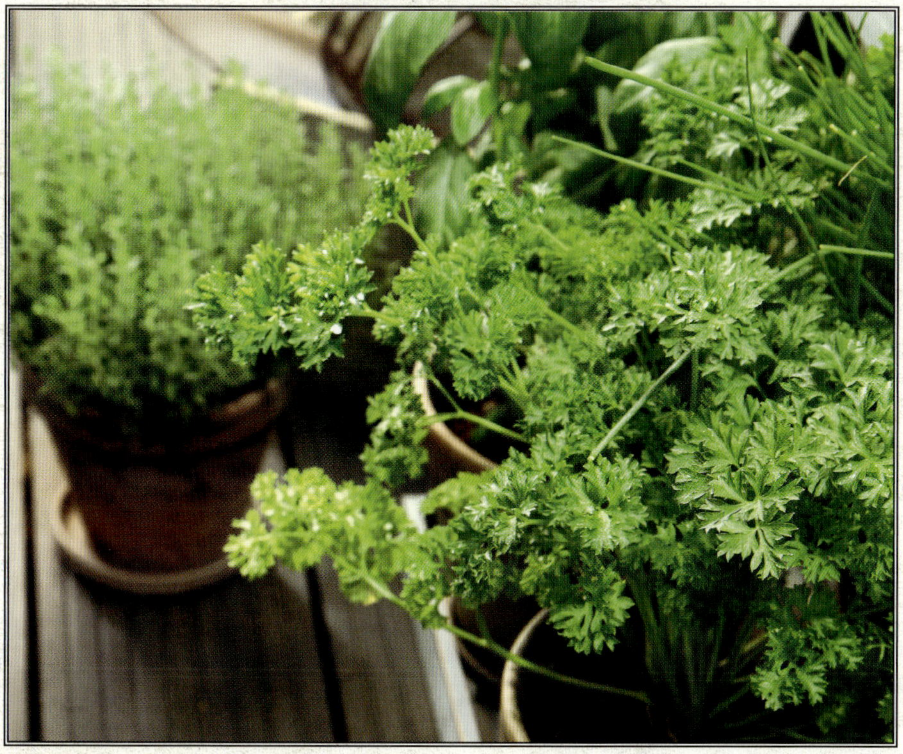

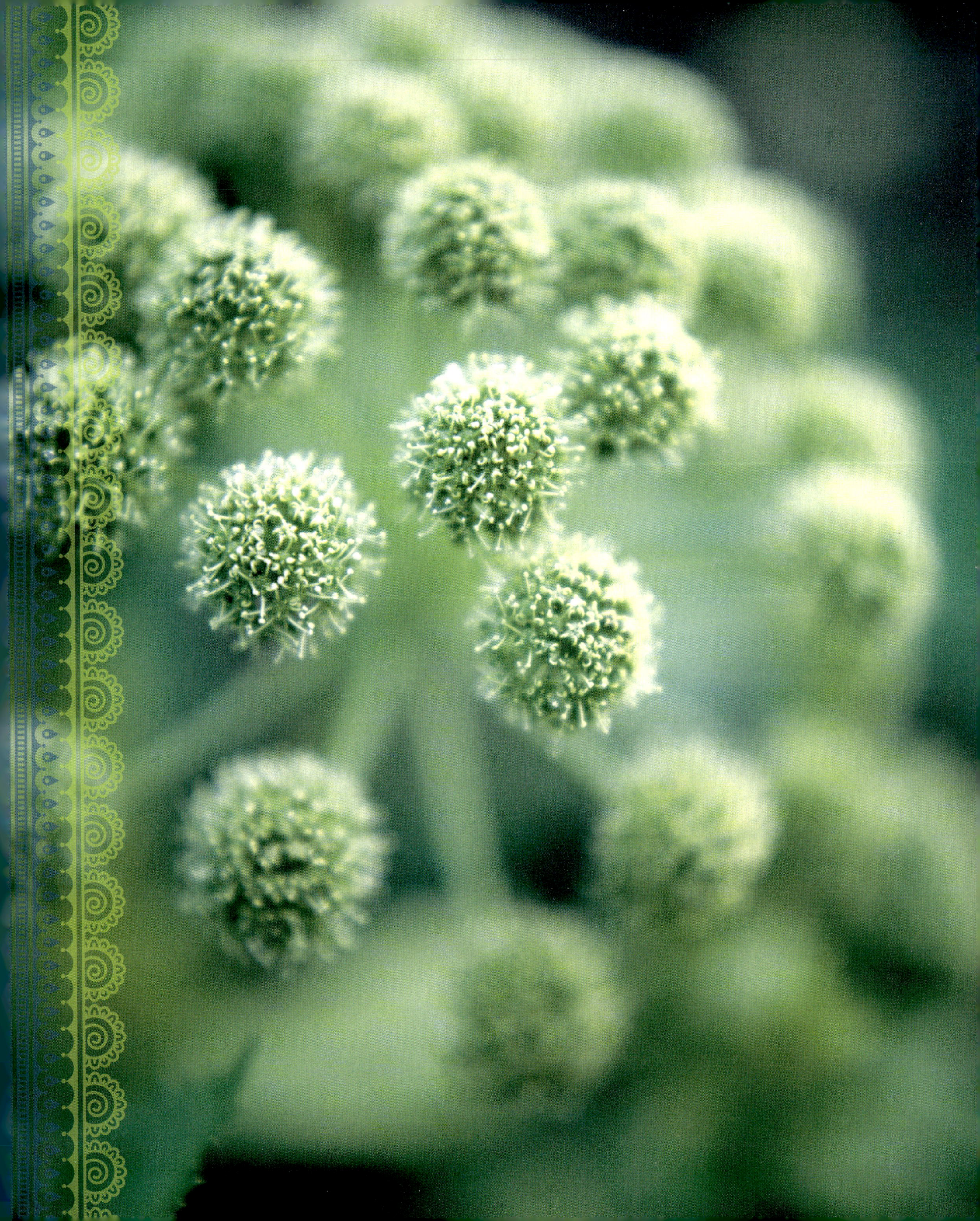

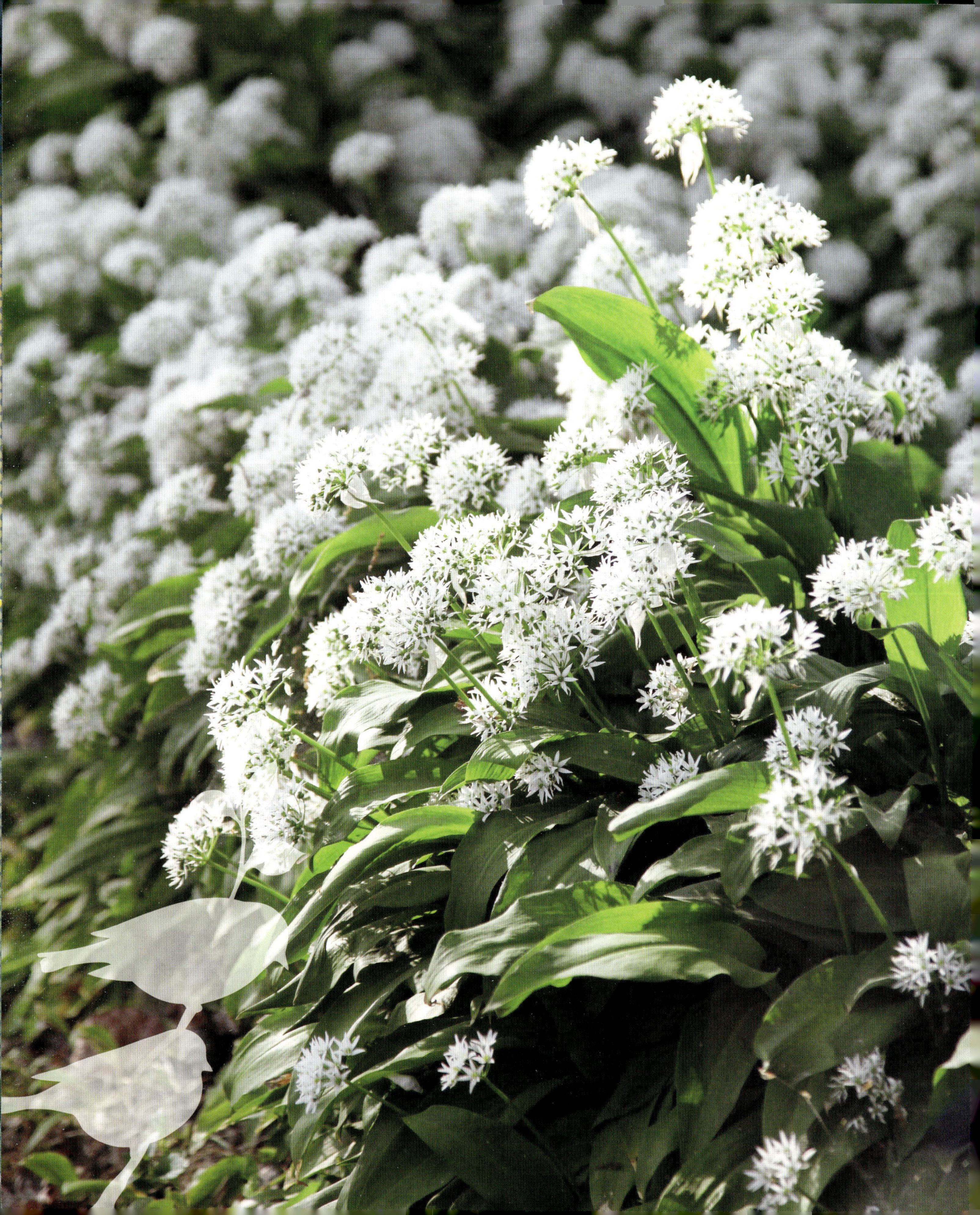

Heilsame Instinkte

Manche Themen begleiten einen das ganze Leben. Plötzlich sind sie da, und man kann sich ihrer Faszination nicht mehr entziehen. Für mich waren dies Pflanzen, und hier besonders die Heilpflanzen und Kräuter. Wieso das so ist? Ich weiß es nicht. Ich muss es auch nicht wissen. Und es bleibt ein Geheimnis, wieso eines Abends vor mehr als 35 Jahren, als ich mit Freunden in meiner Lieblingskneipe saß, ausgerechnet mir jemand eine Sonderausgabe des Titels »Lehrbuch der Phytotherapie« von R. F. Weiss zum Kauf anbot. Ich zögerte nicht lange, kaufte das unscheinbare Buch, begann darin zu lesen – und konnte einfach nicht mehr aufhören. Der Damm war gebrochen. Es folgte Buch auf Buch, ich kopierte Artikel, sammelte Informationen, archivierte und legte ein Herbarium an. Niemand war sicher vor mir und meinen Ratschlägen. Und vor meinen Heilweinen, Säften und Tinkturen.

Gesichert ist, dass schon steinzeitliche Jäger und Sammler die Heilwirkung verschiedener Pflanzen kannten. »Ötzi«, die legendäre Gletschermumie vom Tisenjoch, trug vor seinem tragischen Ende Birkenporlinge bei sich, einen Pilz, der bei Magen-Darm-Beschwerden hilfreich ist.

Auch nicht ein Klassenkamerad, der nach einem Unfall ins Krankenhaus eingewiesen werden musste. Ich beschloss, ihn mit einer Flasche selbstgepresstem Holundersaft zu beglücken, der bekanntlich reich an Vitamin C ist. Dazu drückte ich die reifen Beeren durch ein feines Sieb, kochte alles mit Wasser und Zucker auf und füllte das kostbare Nass in eine große Flasche mit Schraubverschluss. Tage später überreichte ich ihm stolz die Vitaminbombe. Doch sollte sich diese als eine Bombe ganz anderer Art herausstellen. Als ich die Flasche vor den erstaunten Augen meines Freundes öffnete, schoss ein fingerdicker Strahl des tiefschwarzen Saftes aus der Flasche und ergoss sich über das Bett und die Wände des frisch renovierten Krankenzimmers. Es war peinlich, sehr peinlich. Und ich lernte gleich zwei Dinge: Flaschen zu sterilisieren bevor man etwas hineinfüllt, um es aufzubewahren, und dass Holunderbeerensaft sehr hartnäckige Flecken hinterlässt, besonders auf weißen Krankenhauswänden.

Die Entdeckung der Heilpflanzen

Diese Geschichte fiel mir Jahrzehnte später wieder ein, und zwar, als ich der Frage nachging, wie unsere »primitiven« Vorfahren wohl die verborgenen Heilkräfte der Pflanzen in ihrer Umwelt entdeckt hatten. Lernten sie einfach aus unfreiwillig gemachten Fehlern? Einer Reihe von Missgeschicken und Pannen? Try and error? Aufopfernde Selbstversuche? Aber das wäre zu einfach.

Was uns Menschen größtenteils verloren gegangen ist, haben sich Tiere noch bewahren können: Instinktiv wissen sie, welche Pflanzen ihnen bei Krankheiten helfen können.

Orang-Utans auf Borneo benutzen Heilpflanzen, um Entzündungen zu behandeln. Sie stellen eine Art Salbe her, indem sie die Blätter der jeweiligen Pflanze gründlich kauen und den Brei dann auf den Gliedmaßen verteilen.

Urmenschen müssen ihre außergewöhnliche Beobachtungsgabe und Intuition benutzt haben, um die in den Pflanzen verborgenen Heilkräfte der Natur zu entdecken. Wir können nur vermuten, dass sie alles gründlich prüften, bevor sie es anwendeten. Jeder Einzelne, der ein Heilmittel nahm, war letztendlich unfreiwillig oder freiwillig ein Versuchskaninchen und Testperson. Nur solche Mittel, die sich bewährt hatten, fanden auch in der nächsten Generation noch Verwendung. Es bedurfte einer scharfsinnigen und analytischen Betrachtung, um einen Zusammenhang zwischen Übelkeit und Beschwerden und einer vielleicht am Tag oder an Tagen zuvor verspeisten giftig wirkenden Pflanze herzustellen. Noch schwieriger wird es bei heilenden Effekten von Pflanzen, da diese oft erst nach Tagen oder Wochen sichtbar werden, und auch nur bei kontinuierlicher Anwendung. Die Menschen der Frühzeit beobachteten ihre Umgebung genau, die belebte und die unbelebte. Das mussten sie auch, denn bereits Kleinigkeiten konnten über Leben oder Tod entscheiden.

Instinktiv handeln

Und mit Sicherheit beobachteten sie auch die Tiere ihrer Umgebung. Wir wissen heute, dass Tiere gezielt Heilpflanzen verwenden. Landwirte und Förster berichten immer wieder von Großwild oder Kühen und Pferden, die von Parasiten oder Krankheiten befallen sind und dann plötzlich Giftpflanzen fressen, die sie vorher nicht anrührten.

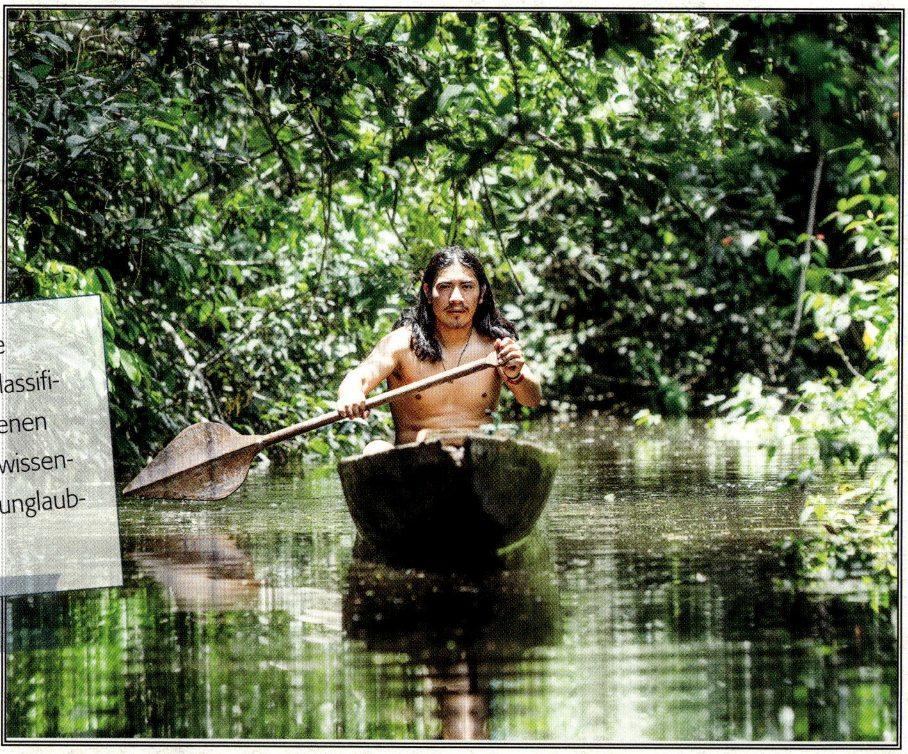

Amazonasindianer können an die 3 000 Pflanzen benennen und klassifizieren, natürlich nach einem eigenen System und nicht nach unserer wissenschaftlichen Nomenklatur. Eine unglaubliche Leistung.

Medizinische Prinzipien

Die Parallelen zwischen menschlicher und tierischer Medizin hat der US-amerikanische Forscher Benjamin Hart analysiert. Er definierte vier grundlegende medizinische Prinzipien: Infektionen vorbeugen, Medizin einnehmen, die Pflege der Kranken und das Isolieren erkrankter Individuen. Für jedes dieser Grundprinzipien fand er Beispiele im Tierreich. Die Pflege kranker Artgenossen kann man beispielsweise bei Elefanten und Primaten beobachten. Und genauso, wie die Orang-Utans auf Borneo die Blätter von Heilpflanzen kauen und auf Wunden schmieren, macht es auch die einheimische Bevölkerung dieser Region. Andere Affen reiben ihr Fell mit Tabakpflanzen oder Knoblauch ein, um Insekten abzuwehren. Schimpansen und Gorillas fressen Blätter bestimmter Pflanzen, um Darmparasiten zu bekämpfen. Nun stellt sich die Frage, wie Tiere zu diesem Wissen über die Wirkung von Heilpflanzen kommen? Unwahrscheinlich, dass sie es von den Menschen abgeschaut haben. Vermutlich war es eher umgekehrt. Unklar ist auch, ob es ein erlerntes Wissen ist, das über die Generationen weitergegeben wurde? Oder vielleicht ein Instinkt, der in den Genen festgeschrieben ist? Weidetiere fressen kein Gras, das in unmittelbarer Nähe ihres Kots wächst, so sinkt die Gefahr, sich mit ausgeschiedenen Parasiten und Krankheitserreger zu infizieren. Der Wissenschaftler vermutet, dass die Wurzeln der modernen Medizin, wie die Behandlung bestimmter Erkrankungen, weit zurückreichen bis zu unseren frühesten menschlichen Vorfahren, die grundlegenden Strategien aber ein instinktives Erbe seien, das wir mit Tieren teilen.

Heilpflanzen können auch heute noch eine Alternative zu herkömmlichen Medikamenten sein. Sie entfalten ihre ganzheitliche Wirkung auf Körper, Seele und Geist.

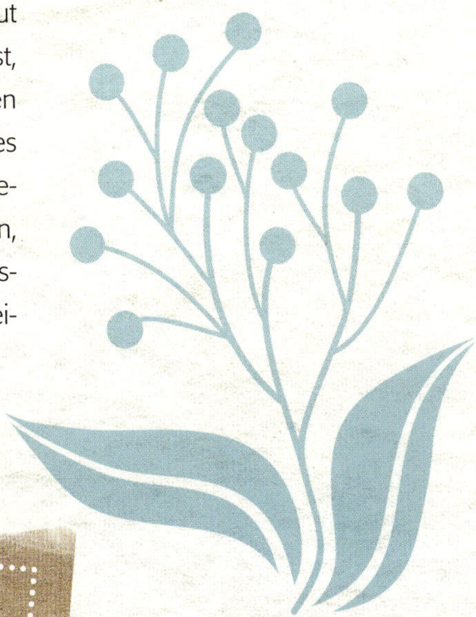

Uraltes Wissen

Eine andere Entdeckung stellt geradezu eine wissenschaftliche Sensation dar. Wissenschaftler kamen auf die Idee, den Zahnstein von fünf Neandertalern aus der El-Sidrón-Höhle in Nordspanien zu untersuchen – mit einem verblüffenden Ergebnis: Sie fanden hier zu Lebzeiten der Neandertaler eingelagerte und konservierte Reste von Pflanzen. Konkret waren dies Kamille und Schafgarbe, beides Pflanzen, die mit Sicherheit auch schon zu Zeiten der Neandertaler vor über 50.000 Jahren unangenehm und bitter geschmeckt haben. Und beides Pflanzen, die auch schon zu Zeiten der Neandertaler entzündungshemmend und antiseptisch wirkten.

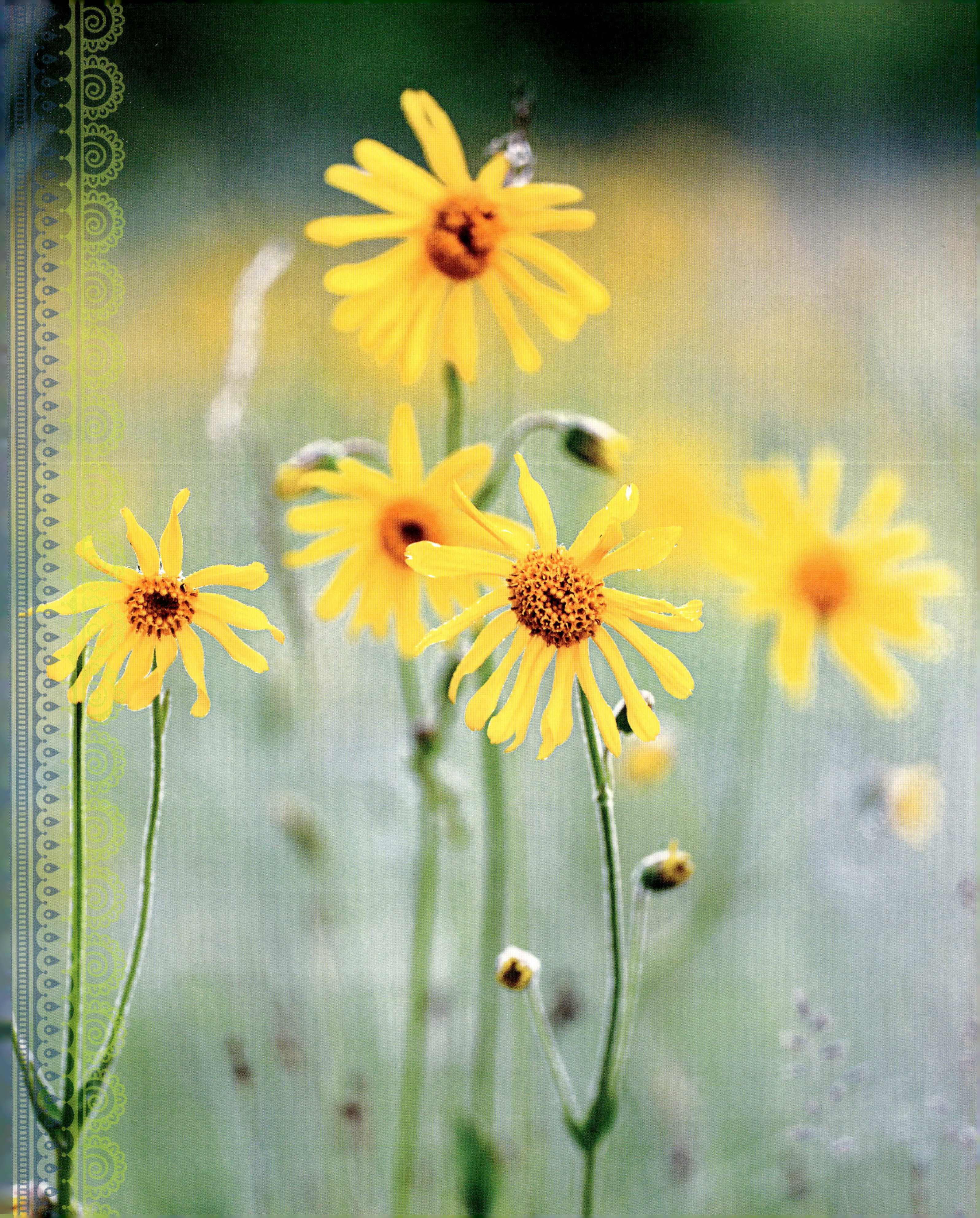

Heilsame Pflanzen

In alten Schriften aus China, Indien, Babylonien und Ägypten finden sich Beschreibungen über den Einsatz und die Wirkung verschiedener Pflanzen. Die Schamanen und Medizinmänner der Naturvölker verwendeten Pflanzen und Mineralien zur Herstellung von Heilmitteln.

Das medizinische Wissen der alten Hochkulturen der Ägypter und Babylonier wurde von den Gelehrten der Antike wieder aufgenommen. Einer der bekanntesten war Hippokrates, er beschrieb bereits zahlreiche Anwendungen pflanzlicher Heilmittel zur Heilung von Kranken. Es waren Benediktinermönche, welche die ersten Klöster gründeten, und zwar in Italien, wo sie direkt an die hoch entwickelte Gartenkultur der Römer anknüpften. Und es waren Mönche und Soldaten, die bereits im 8. und 9. Jahrhundert Saatgut sowie Kenntnisse über die Pflanzen und deren Kultur mit über die Alpen brachten.

Klöster spielten über Jahrhunderte eine entscheidende Rolle für die Weiterentwicklung und Bewahrung der Heilkunde. Sie waren autarke Einheiten, die alles für den Eigenbedarf selbst herstellten oder Waren tauschten. Sämtliches zum Leben Notwendige wurde in den Klostergärten angebaut, die Pflanzen und das Saatgut wurden wie Schätze gehütet.

Überall in Europa gediehen hinter den schützenden Klostermauern Gärten, in denen fachkundige Mönche ihre Pflanzenschätze hegten und pflegten. Hier wuchsen neben Obstbäumen Gemüse und vor allem Kräuter und Pflanzen, die man zu Heilzwecken verwendete. Die geernteten Pflanzen wurden in speziellen Räumen getrocknet und aufbewahrt. Aus diesen entwickelten sich später die Klosterapotheken.

Kaiserliches Dekret

Klöster waren übrigens von zentraler Bedeutung für die Reichsreform Karls des Großen, ihnen wurde im »Capitulare de villis« ein wichtiger Stellenwert eingeräumt. Dabei legte Karl genau fest, welche Pflanzen in den Klostergärten gesät und geerntet werden sollten. Mit diesem Auftrag des Kaisers entwickelten Mönche die Grundlage für die Verpflegung und medizinische Versorgung der Menschen.

Die ersten Bauerngärten

Nach und nach fanden Pflanzen aus den mittelalterlichen Klostergärten ihren Weg in die bäuerlichen Gärten der Umgebung, auch hier wurden neben Gemüse verschiedene Kräuter wie Kamille, Lavendel, Thymian und Rosmarin, Oregano, Zitronenmelisse oder Lorbeer angebaut. Der traditionelle Bauerngarten mit Wegekreuz und Buchshecken imitiert die Anlage früherer Klostergärten. Man kann sich vorstellen, wie gut meinende Mönche den Menschen der Umgebung Sämereien und Setzlinge aushändigten und dazu die genaue Anleitung zur Kultur und Verwendung mitgaben. Und natürlich, mit welcher Liebe und Sorgfalt die Menschen der damaligen Zeit diese Pflanzenschätze über die Generationen bewahrten.

Gefährliches Wissen

Vom 8. bis ins 13. Jahrhundert waren es also Mönche, die die Bevölkerung medizinisch versorgten. Sie sammelten und hüteten das Wissen ihrer Vorfahren in ihren Bibliotheken. In den Gelehrtenstuben der Klöster entstanden auch die ersten umfassenden medizinischen Werke, trotz Inquisition und Bücherverbrennung im finsteren Mittelalter, die bis weit in die Neuzeit hinein Geltung behalten sollten. Vieles lebt bis heute in der Volksmedizin weiter.

Heilkundige Frauen

Ein besonders Augenmerk hatten die Inquisitoren auf Frauen gerichtet. Sie übten vor allem Berufe aus, die mit Geburt, Kinder- und Krankenpflege sowie mit der Heilkunst zu tun hatten. Bei einer Totgeburt oder einem missgebildeten Säugling wurde als Erstes vermutet, dass die verantwortliche Frau eine Hexe sei, die ihre magischen Fähigkeiten eingesetzt habe. Auch die Empfängnisverhütung und Abtreibung lagen damals in den Händen heilkundiger Frauen. Oft kam es nicht nur zum Abgang der Leibesfrucht, sondern auch zum Tod der Schwangeren. Kam heraus, wer hinter der folgenschweren Abtreibung stand, folgte häufig eine Anklage.

Hexenverfolgung

Die Verfolgung, Verurteilung und Verbrennung von vermeintlichen Hexen im ausgehenden Mittelalter und in der frühen Neuzeit, in einer Zeit, in der nicht zwischen Magie, Zauberei und Wissenschaft unterschieden wurde, zählt zu den grausamsten und unrühmlichsten Kapiteln der europäischen Geschichte. Als Hexen wurden nicht nur Menschen bezeichnet, denen man einen Pakt mit dem Teufel nachsagte. Auch Hebammen, Köchinnen, Gesundbeter, Hellseher, Wahrsager und Heiler waren in den Zeiten des Hexenwahns ständig der Gefahr ausgesetzt, wegen Hexerei angeklagt zu werden. Missgünstige Köchinnen könnten zauberkräftige Kräuter, Mineralien und andere Substanzen sammeln, in ihren Kesseln zu Elixieren und Pulvern verarbeiten, sie den Speisen beimischen und so die Menschen vergiften, so glaubte man. Außerdem traute man ihnen zu, dass sie ihr Wissen zum eigenen Vorteil einsetzen könnten. Wenn heilkräftige Kräuter und Substanzen als Salbe, Trank oder in anderer Form zusammen mit Gebeten, Sprüchen oder Formeln verabreicht wurden, dann kam rasch der Verdacht der Hexerei auf.

Schon allein der Umstand um das Wissen über Kräuter, die einen Abort herbeiführen können, war der katholischen Kirche ein Dorn im Auge und reichte oft für eine Anklage.

Solange die Behandlung eine wohltuende Wirkung hatte, brauchten die kräuterkundigen Heiler jedoch nichts zu befürchten. Trat aber keine Besserung der Leiden ein oder verschlimmerten sie sich nach der Behandlung gar, dann drohte dem Heiler eine Anklage wegen Hexerei. Überhaupt war es ein Leichtes, Anklage zu erheben und sich unbequemer Zeitgenossinnen zu entledigen.

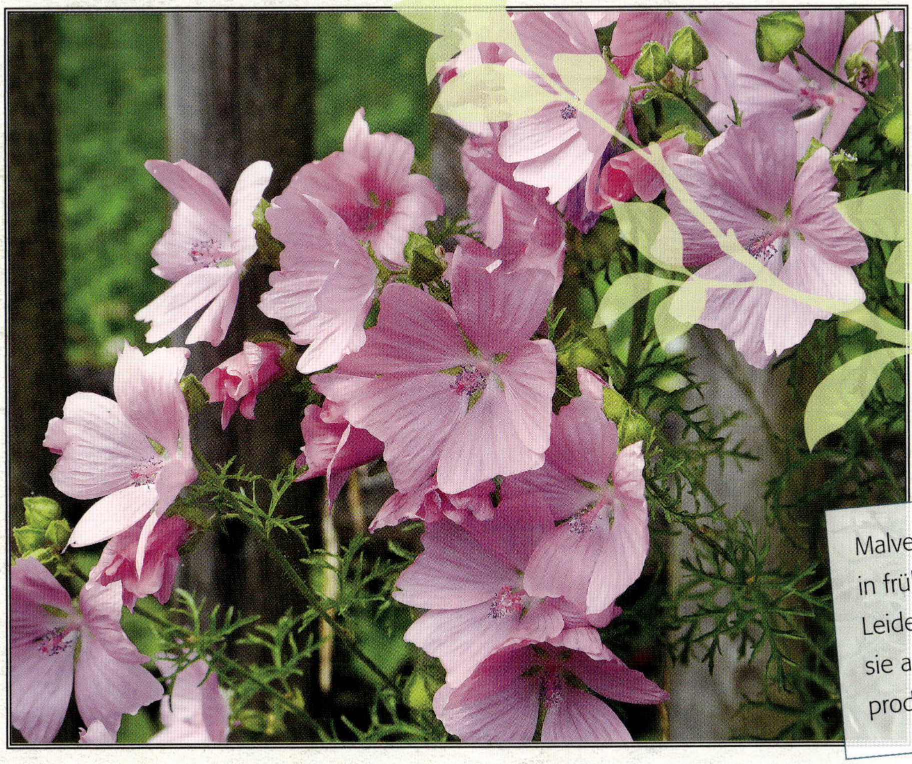

Malven, wie die Moschus-Malve, wurden in früheren Zeiten gegen verschiedene Leiden eingesetzt. Dem Milchvieh wurde sie außerdem zur Steigerung der Milchproduktion ins Futter gegeben.

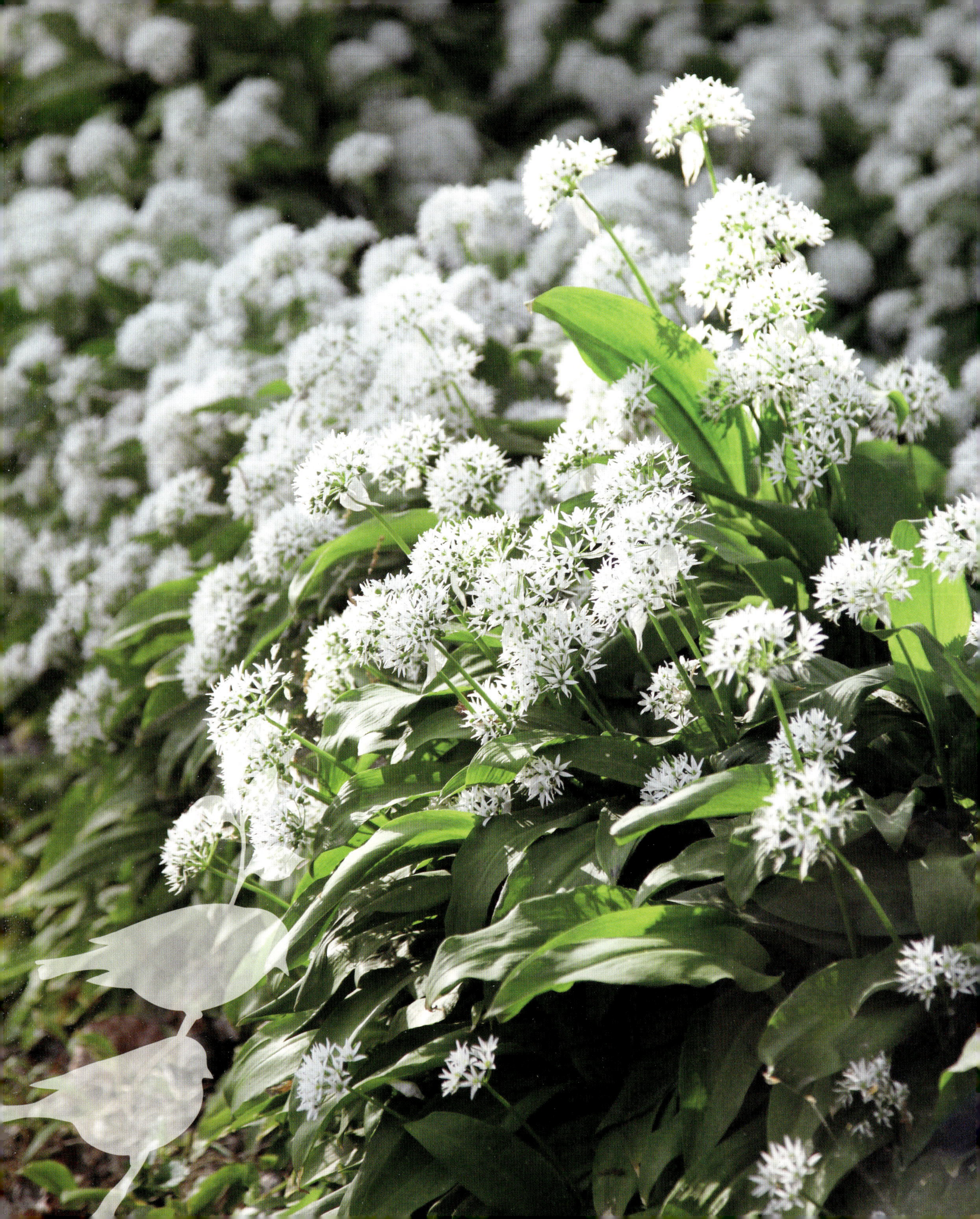

Gegen das aber, was man im Überfluss hat, wird man gleichgültig; daher kommt es auch, dass viele hundert Pflanzen und Kräuter für wertlose Unkräuter gehalten und mit den Füßen zertreten werden, anstatt dass man sie beachtet, bewundert und gebraucht.

(Sebastian Kneipp, 1821–1897)

Tradition und Moderne

Gegen Ende des 19. Jahrhunderts erlebten die Heilpflanzen durch den Schweizer Priester Johann Künzle und den bayerischen Pfarrer Sebastian Kneipp einen neuen Aufschwung, aber erst in den 50er und 60er Jahren des vorigen Jahrhunderts begannen Wissenschaftler die Wirkung von Pflanzen und deren Wirkstoffe systematisch mit modernsten Methoden zu untersuchen und heilkräftige Präparate zu entwickeln.

Die Einsicht, Krankheit und Heilung in Beziehung zum ganzen Menschen und seiner Umwelt zu sehen, führt uns zurück zu ursprünglicher Ganzheit. Die Natur verfügt dabei über genügend Mittel, um Krankheitssymptome und Zivilisationskrankheiten zu mildern, die eine direkte Folge unserer Lebensweise sind.

Nicht zuletzt aufgrund ihrer Erkenntnisse vertrauen heute immer mehr Menschen der heilenden Wirkung von Pflanzen. Naturheilmittel erfreuen sich aber auch deshalb immer größerer Beliebtheit, weil moderne Medikamente keine Wundermittel sind und ungekannte gesundheitliche Probleme verursachen können. Einhergehend mit der Zuwendung zu traditionellen Heilverfahren nimmt das Interesse an Natur- und Umweltthemen allgemein zu, und es formiert sich immer mehr Widerstand gegen die maßlose Ausbeutung und Zerstörung der Umwelt. All dies bildet die Basis für eine erhöhte Sensibilität gegenüber dem komplizierten Netz der wechselseitigen Abhängigkeiten von Mensch und Natur und führt zu einem größeren Verständnis für ganzheitliche Gesundheitssysteme und natürliche Heilmethoden wie Ayurveda, die Homöopathie, TCM und andere.

Hoffentlich wächst die Einsicht noch mehr, Krankheit und Heilung in Beziehung zum Menschen zu seiner Ganzheit und seiner Umwelt zu sehen. Die Natur verfügt auch über genügend Mittel, um Krankheitssymptome und Zivilisationskrankheiten zu mildern, die sich aus einer direkten Folge unserer Lebensweise ergeben.

Wissen nutzen

Mittlerweile sind zahlreiche der bereits vor Tausenden von Jahren verwendeten Pflanzen mit den Methoden der modernen Wissenschaft erforscht worden. Oft mit dem Ergebnis, dass das uralte Wissen bestätigt werden konnte. Pflanzenheilkunde, wie wir sie heute kennen und anwenden, ist dann am sinnvollsten, wenn wir alte und neue Erkenntnisse zusammenführen.

Über dieses Buch

In diesem Buch möchte ich meine Begeisterung für die heilsamen Pflanzen, die in unseren Gärten und überall in der Natur gedeihen, mit Ihnen teilen. Die Auswahl der Pflanzen ist subjektiv und fiel mir nicht leicht. Doch der Platz ist nun einmal begrenzt. Es sind Pflanzen, die mir aus irgendeinem Grund etwas bedeuten. Sei es, dass ich mit ihnen am eigenen Leib gute Erfahrungen gemacht habe oder dass sie einfach unglaublich interessant und vielseitig sind und es verdienen, erwähnt zu werden.

Es handelt sich um exotische Pflanzenstars wie Aloe oder Kardamom, aber auch um unscheinbare wie Brennnessel, Acker-Gauchheil oder Engelwurz. Doch nicht nur Kräuter und Gewürze stärken unsere Gesundheit. Auch alltägliche Gemüse wie der Grünkohl haben ein hohes Potenzial, Erkrankungen vorzubeugen und zu heilen. Eigentlich hat alles, was wir zu uns nehmen, einen Effekt auf den Organismus, den wir zum Nutzen und Heilen anwenden können. Traditionelle ganzheitliche medizinische Lehren wie Ayurveda haben dies schon vor Tausenden von Jahren erkannt. Ein ayurvedisches Sprichwort sagt: »Ohne richtige Essensweise ist Medizin nutzlos, mit richtiger Essensweise ist Medizin unnötig.«

Doch nicht nur die Pflanzen, auch der Garten und das Gärtnern selbst haben eine heilkräftige Wirkung. Sie lehren uns, unsere Sinne zu schärfen und zu nutzen. Und nicht zuletzt können Gärten auch Orte der Begegnung und der inneren Einkehr sein. Mit anderen Menschen die Ernte zu teilen oder Pflanzen zu tauschen, mit schmackhaftem Obst und Gemüse belohnt zu werden nach den langen Mühen der Aussaat und Pflege, das ist wahres Glück.

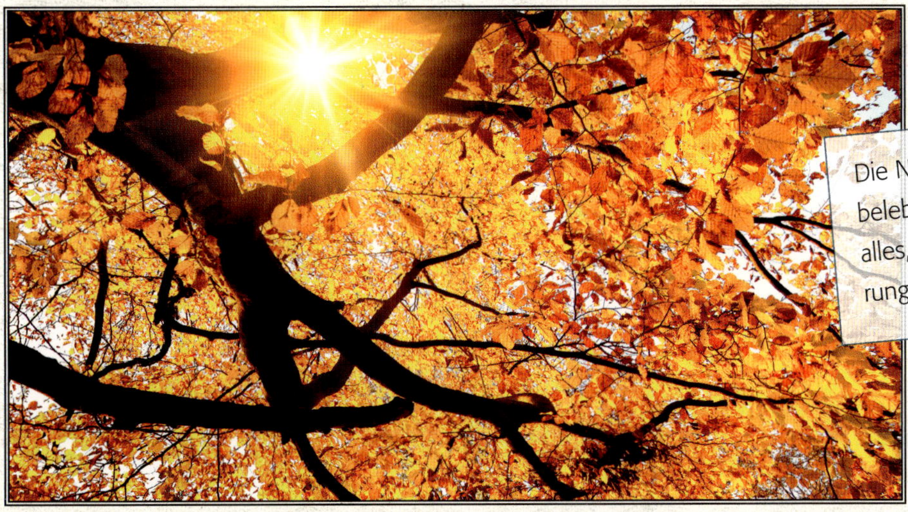

Die Natur vermag vieles: Sie erhellt und belebt Körper und Geist und gibt uns alles, was wir brauchen, von der Nahrung bis zur Heilung.

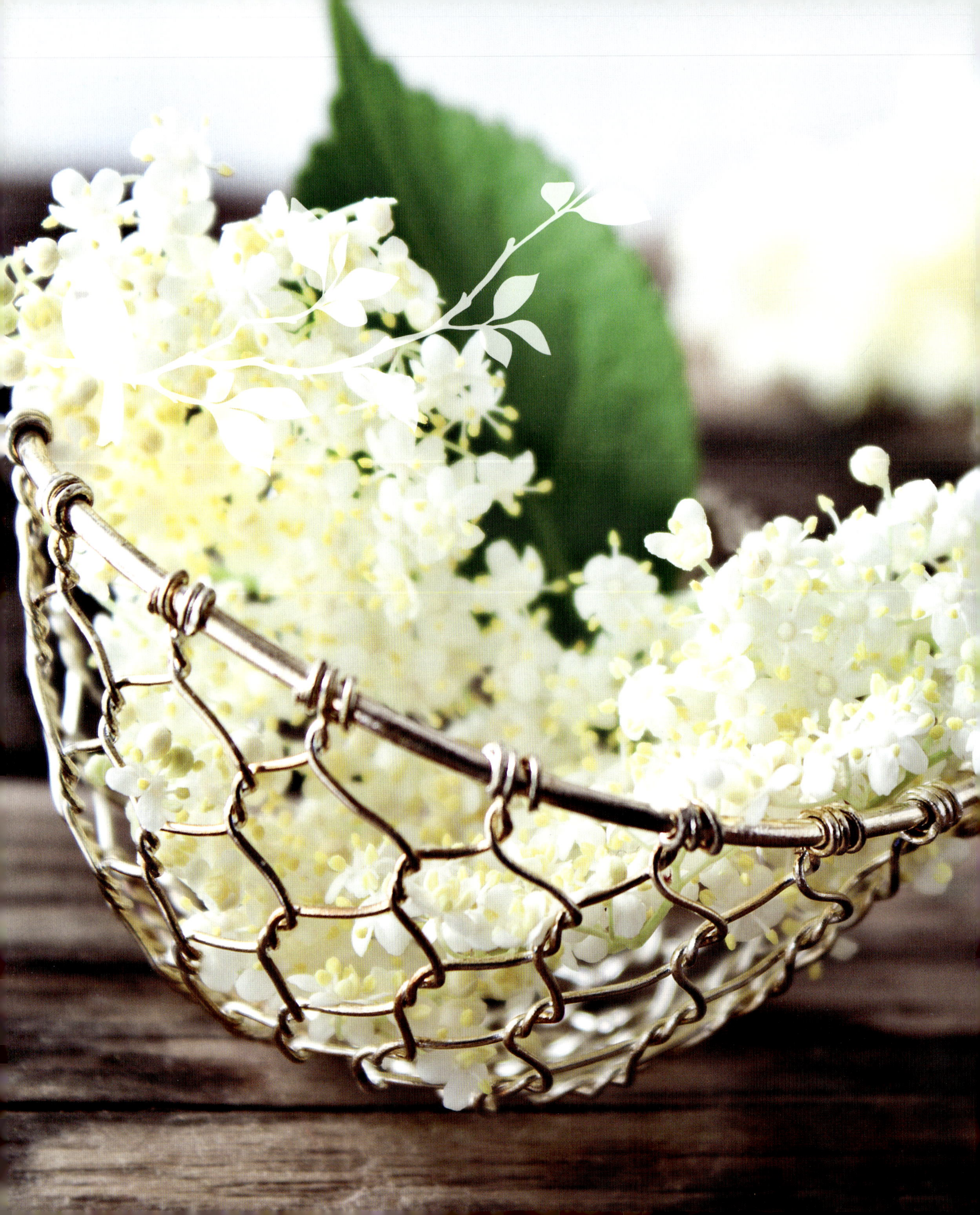

Heilkräftige Pflanzen von A bis Z

Die Natur schenkt uns Pflanzen, um uns zu heilen

Gewächse aus aller Herren Länder haben heilkräftige Inhaltsstoffe

Schaue dich mit Achtsamkeit und Ehrfurcht in der Natur um

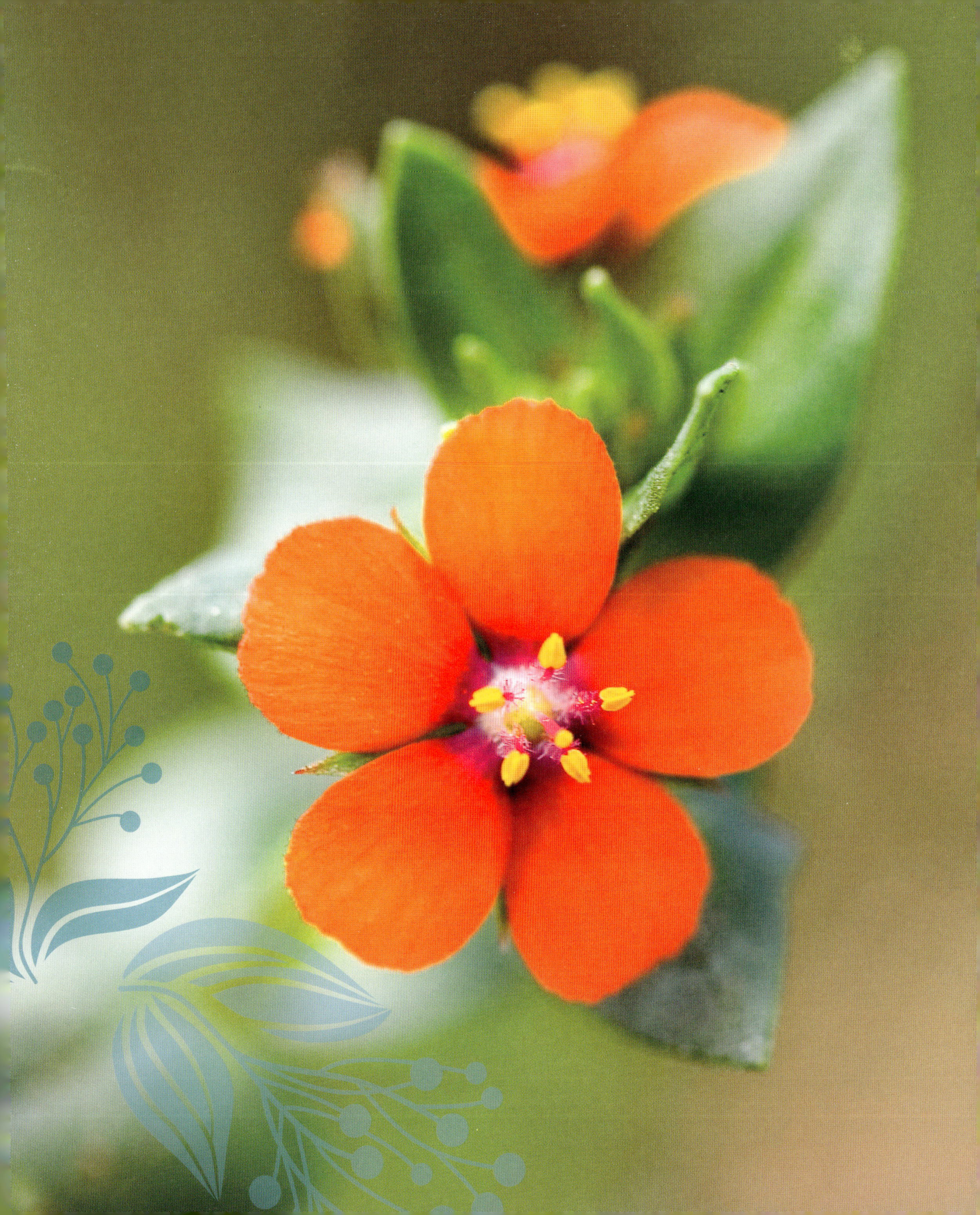

Acker-Gauchheil *(Anagallis arvensis)*

Der Acker-Gauchheil ist ein zierliches Wildpflänzchen aus der Familie der Primelgewächse (Primulaceae) und wächst auf Schuttplätzen und verlassenen Äckern ebenso wie auf Wiesen und in Gärten. Seine zinnoberroten, selten auch blauen oder rosa Blüten bleiben bei drohendem Regen fest geschlossen.

Verkanntes Unkraut

Viele Pflanzen waren in der Vergangenheit fester Bestandteil der Volksmedizin, gerieten aber in Vergessenheit. Oder sie werden heute von der offiziellen Medizin nicht mehr anerkannt, da sie als wirkungslos oder giftig gelten. So auch der Acker-Gauchheil. In der Homöopathie hilft *Anagallis* bei Hautleiden und extremer Übermüdung durch intensive geistige Aktivität. Die Globuli und homöopathischen Tropfen sind von beachtlicher Wirksamkeit. Klinische Studien haben sogar gezeigt, dass die Pflanze antioxidative, antivirale und antimykotische (gegen Herpes simplex) Eigenschaften besitzt. Acker-Gauchheil wirkt außerdem harntreibend, fiebersenkend und schleimlösend, hilft bei Juckreiz, Hämorrhoiden und Brennen in der Harnröhre. Aber Vorsicht: In größeren Mengen wirkt der Acker-Gauchheil schädlich und leicht giftig. Und wenn Sie unter einer Primelallergie leiden: Hände weg von der Pflanze.

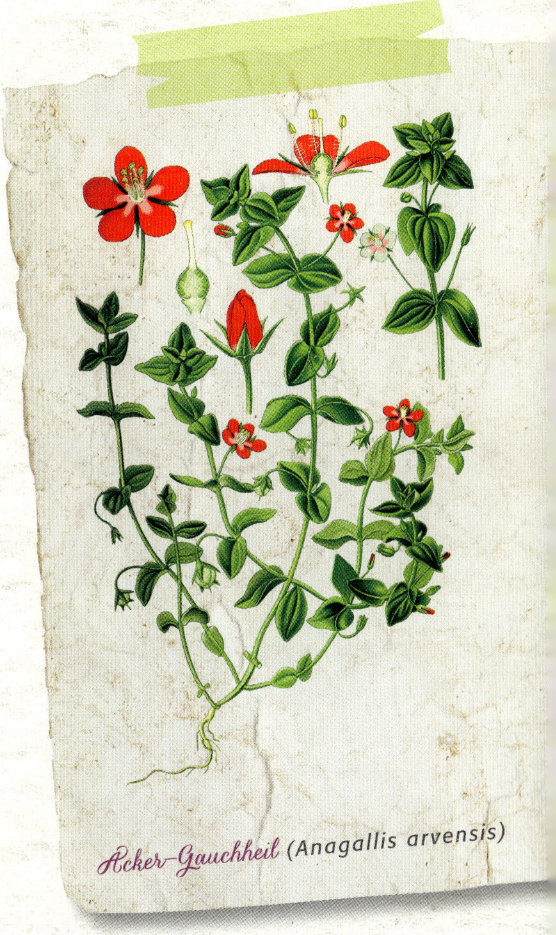

Im Mittelalter diente das Kraut der Heilung von Gemüts- und Geisteskranken, die man zu dieser Zeit als »Gauche« bezeichnete.

Gegen Dämonen

Nicht nur in der Heilkunde, auch in der Magie spielte Gauchheil eine Rolle. In einer Zeit, in der es für viele Phänomene keine rationale Erklärung gab, vertraute man in die Kräfte der Natur. Wir würden das heute als Hokuspokus bezeichnen, müssen aber berücksichtigen, dass die Gedanken- und Vorstellungswelt damals eine andere war. Das gilt auch für Begrifflichkeiten. Aberglaube ist nicht immer automatisch die Abwesenheit von Wissen, er gründet bisweilen auf einer anderen Weltsicht und auf einem anderen Zugang zu derselben.

So wussten die Menschen damals, dass im Acker-Gauchheil Wirkstoffe enthalten sind, die auf die unsichtbare Welt der Psyche einwirken können. Geisteskrankheit wurde damals dem Wirken dämonischer Kräfte zugeschrieben. Was liegt also näher, als die Pflanze zum Schutz gegen Dämonen, Gespenster und Nachtmare einzusetzen. In fast allen Häusern wurde deshalb in Säckchen gefüllter getrockneter Acker-Gauchheil aufgehängt. Auch diente er dem Ausräuchern von Häusern, in denen eine Bluttat verübt worden war, die ja letztendlich auch das Werk eines von Dämonen besessenen Menschen war.

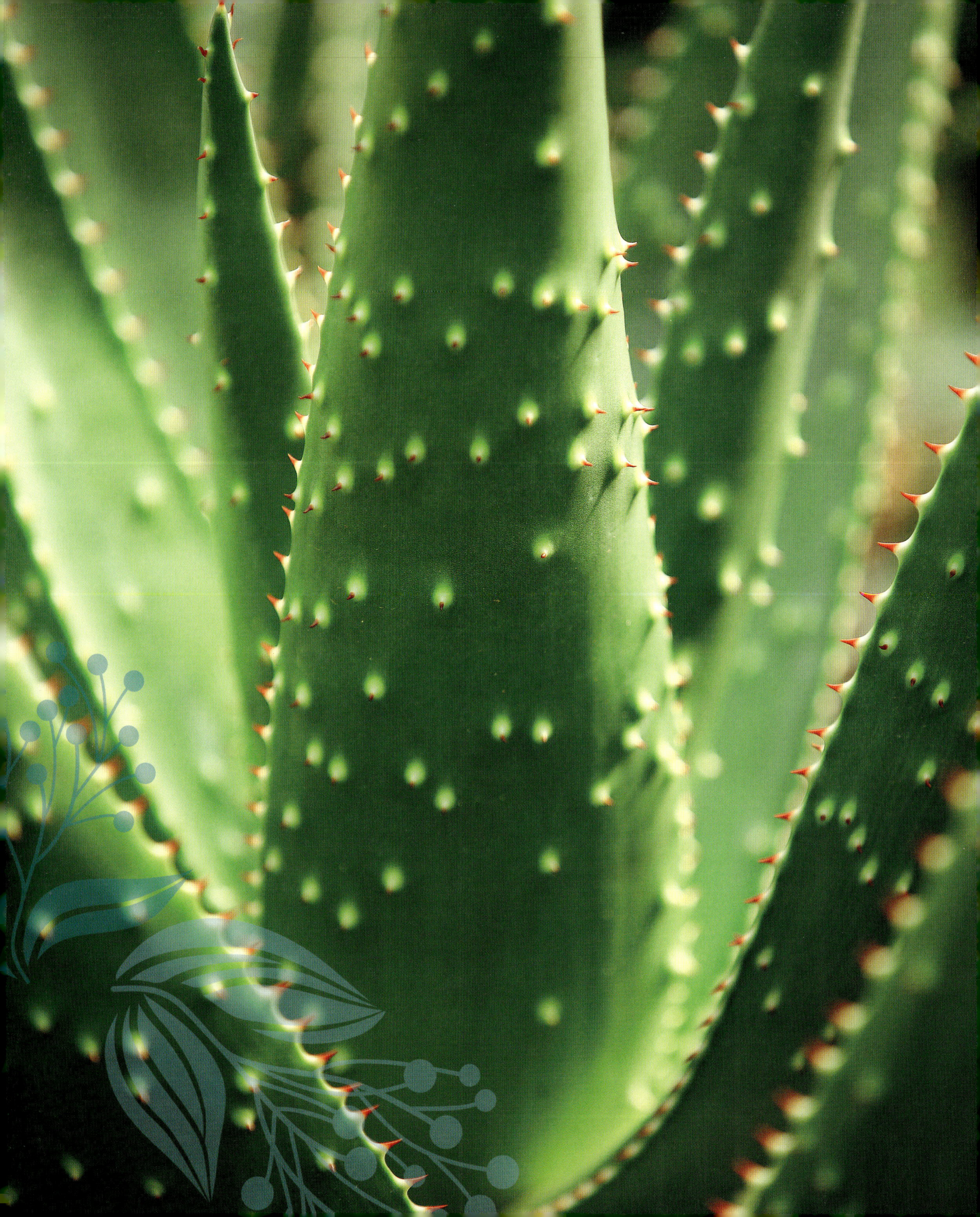

Aloe (Aloe vera)

Sie ist ein Shooting Star unter den Pflanzen. Bei uns war sie bis in die Neuzeit nahezu unbekannt, erst seit Beginn des neuen Jahrtausends boomt die Verwendung, vor allem in der kosmetischen Industrie als Hautpflegemittel par excellence und als »Wunderwaffe« gegen zahlreiche Erkrankungen.

Vielseitig und heilkräftig

Die 160 heilenden und pflegenden Inhaltsstoffe der *Aloe vera* sind eine ideale Grundlage für die Pflege trockener und gereizter Haut. Das Gel dringt tiefer und schneller in die Haut ein als Wasser und alle anderen Wirkstoffe. Da hierbei die Poren nicht verkleben, kann die Haut sich selbst reinigen. *Aloe vera* fördert die Durchblutung und verbessert die Sauerstoffversorgung der Haut, zudem werden Entzündungen verhindert bzw. geheilt.

Auch als Deodorant leistet *Aloe vera* gute Dienste, da die leicht bakterizide Wirkung unangenehmen Körpergeruch verhindert. Sie hilft außerdem bei Sonnenbrand, kleinen Verletzungen, Verbrennungen und Insektenstichen. Gleichzeitig ist das Pflanzengel ein idealer Feuchtigkeitsspender für die Haut und kann sogar als Aftershave benutzt werden. Im Kühlschrank können Sie die abgeschnittenen Blätter übrigens mehrere Wochen lang frisch halten. Die Schnittfläche des an der Pflanze verbliebenen Blatts schließt sich von selbst. Probieren Sie es aus und geben Sie einen kleinen Löffel des frischen Gels in einen Zerstäuber mit Wasser und besprühen Sie sich damit ab und zu. Ein wunderbares Mittel zur Beruhigung und Auffrischung der Haut.

In Deutschland ist zu Heilzwecken offiziell lediglich *Aloe arborescens,* die Baum-Aloe, zugelassen. Alle anderen Aloe-Arten dürfen nur für kosmetische Zwecke in den Handel gebracht werden.

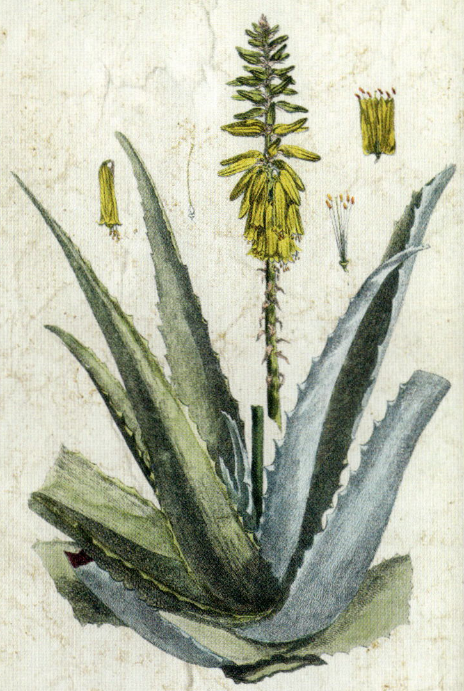

Aloe (Aloe vera)

Heilpflanze vom Fensterbrett

Trockene Heizungsluft macht der Aloe nicht zu schaffen, immerhin stammt sie aus den subtropischen Wüstenregionen dieser Welt. Die Pflanze ist so zäh wie ihre wenig biegsamen Blätter und übersteht auch mal ein paar Wochen ohne Wasser. Wüstenpflanzen speichern in ihren fleischigen Blättern Wasser und die wertvollen Inhaltsstoffe, so auch *Aloe vera*. Die Wirkstoffe liegen gut geschützt in einem Gel im Inneren der Blätter eingebettet. Schneiden Sie einfach von den unteren Blättern ein Stück ab und tragen Sie die austretende dickflüssige Masse direkt auf die Haut auf.

Die Aloe wird häufig als Kaktee eingeordnet, dabei gehört sie zur Familie der Liliengewächse. Die dicken, fleischigen Blätter mit den dornigen Zähnen sind typisch für sie.

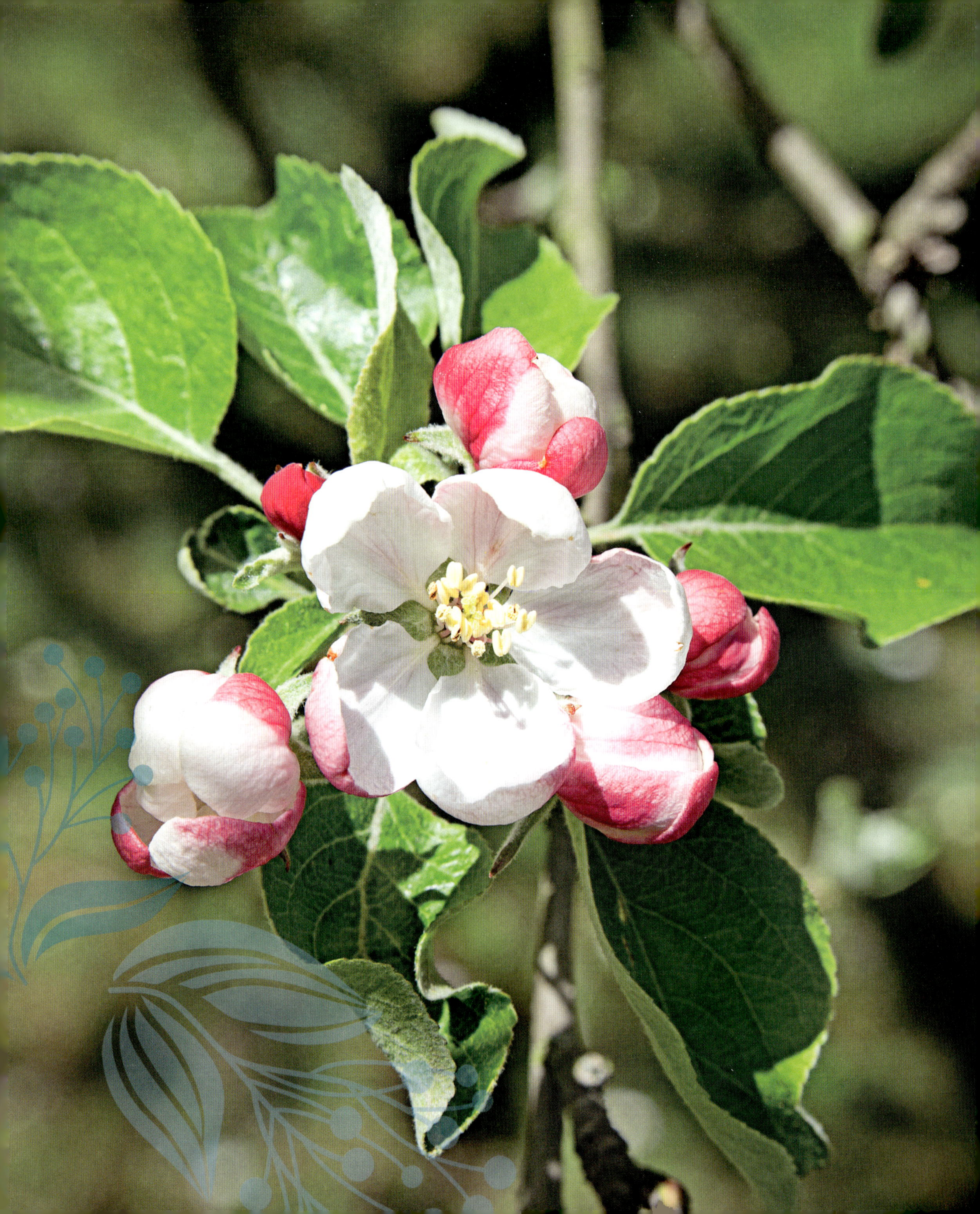

Äpfel (*Malus spec.*)

Im Altertum galt er als Sinnbild der Fruchtbarkeit und Liebe. Aber auch als Symbol der Erbsünde und der Sinneslust. Ein Apfel pro Tag soll den Arzt ersetzen, Deutsche verzehren pro Kopf und Jahr 30 Kilogramm der begehrten Frucht, Tausende Sorten gibt es weltweit.

An apple a day keeps the doctor away

Knackig, lecker und gesund. Als Pausensnack, Knabberei oder Dessert ist der Apfel einfach unschlagbar. Genuss pur und gleichzeitig schnell verfügbare Vitamine und Mineralstoffe: Äpfel sind gesund. Und das gilt zumindest dann, wenn sie ungespritzt sind und aus biologischem Anbau oder dem eigenen Garten stammen.

Kaum vorstellbar wie es ist, alles für den Eigenbedarf herstellen zu müssen oder ausschließlich auf regionale und saisonale Produkte angewiesen zu sein. Alles ist jederzeit verfügbar, doch das war nicht immer so. Und hier kam dem Apfel eine besondere Bedeutung zu. In alten Bauerngärten standen meist mehrere Sorten mit unterschiedlichen Reifezeiten, sodass die Früchte fast das ganze Jahr über kontinuierlich zur Verfügung standen. Spezielle Lageräpfel sicherten die Versorgung mit Vitaminen über den Winter.

Die Liste der heilsamen Wirkung von Äpfeln ist lang: Äpfel können das Risiko für Schlaganfälle senken und den Anteil an schädlichem LDL-Cholesterin senken. Sie helfen bei Gicht, Rheuma und Arterienverkalkung. Gebratene Äpfel sind wirksam bei Husten, Heiserkeit und Katharren; Apfelschalentee hilft beim Einschlafen und stärkt die Nerven. Er hilft aber auch nebenbei noch beim Abnehmen. Regelmäßig auf die Haut aufgelegt, verzögern Apfelschalen die Hautalterung. Gekochtes Apfelmus wirkt regulierend auf die Verdauung, roh gerieben hilft bei Kindern bei Durchfall.

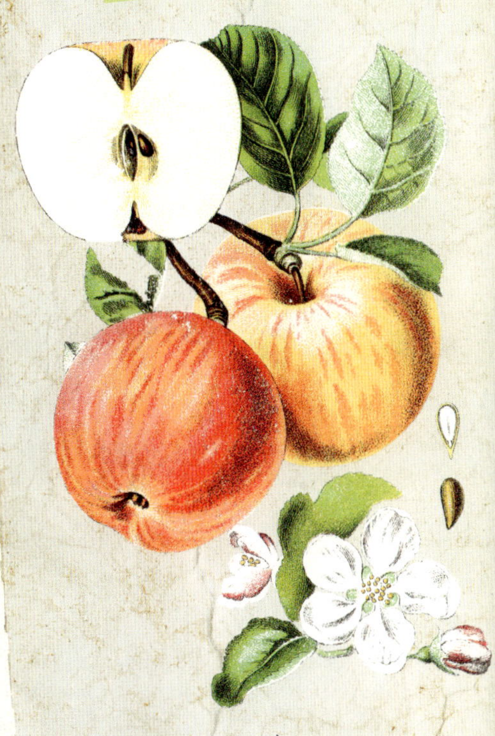

Äpfel (*Malus spec.*)

Sortenerhalt

Viele der alten Kulturapfelsorten gibt es nicht mehr, noch vor zwei Generationen listete man alleine in Deutschland über 300 Sorten, die auch im Handel erhältlich waren. Heute trügt der Schein. Auch wenn die Auslagen der Obstgeschäfte uns Vielfalt und Überfluss vorgaukeln, hat sich die Zahl der gehandelten Äpfel auf einige wenige reduziert. In Europa sind es drei Sorten, die fast 70 Prozent des Angebots abdecken: Golden Delicious, Jonagold und Red Delicious. Gut, dass wir heute wieder mehr Wert legen auf Regionalität und dadurch auch regionale Sorten erhalten können.

Äpfel zählen zur großen Familie der Rosengewächse. Der Apfelbaum ist sommergrün und trägt von Mai bis Juni Blüten, die weiß bis rosa gefärbt sind.

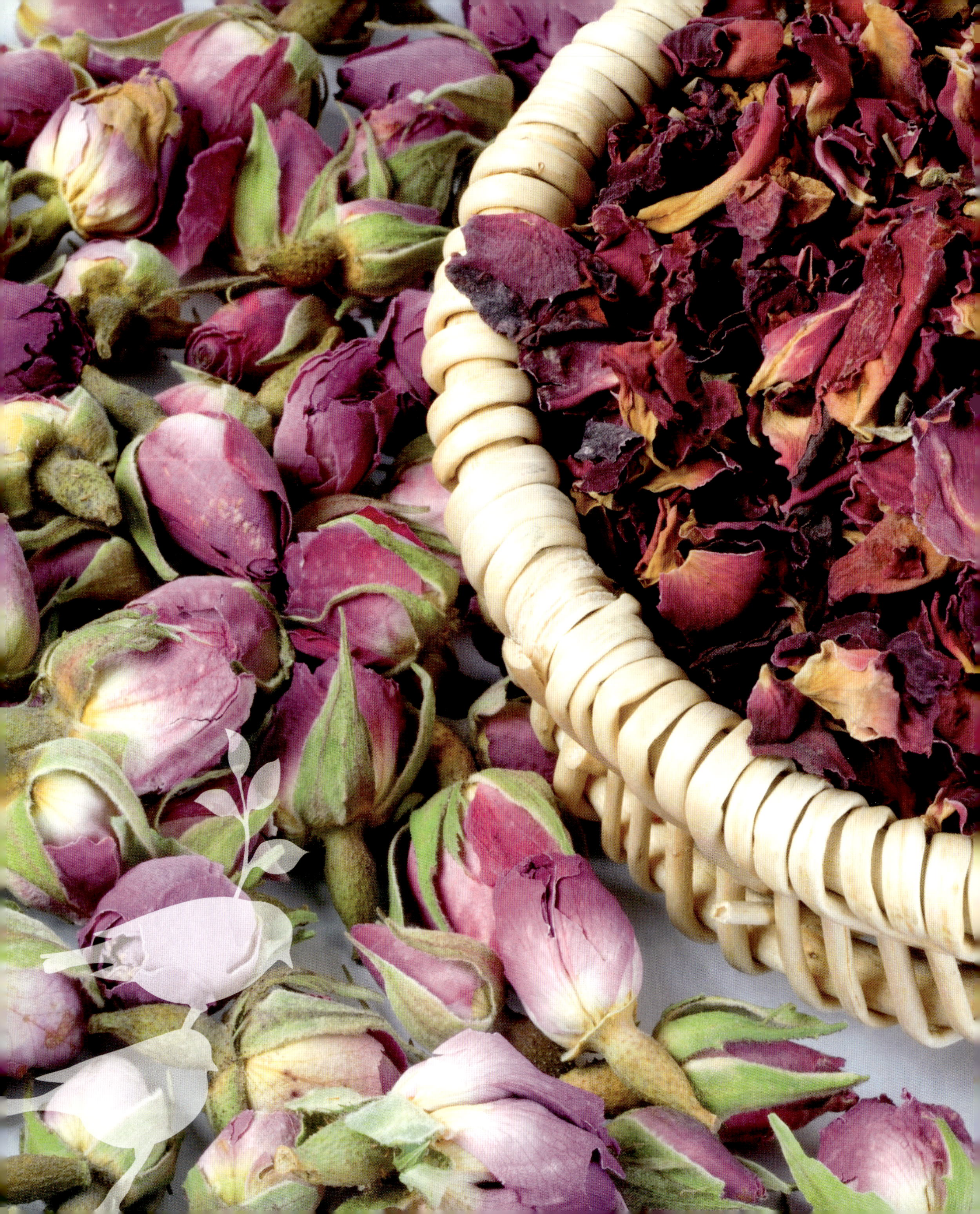

*In den Pflanzen
liegt die ganze Kraft
der Welt.
Derjenige, der ihre
geheimen Kräfte kennt,
der ist allmächtig.*

Indische Weisheit

Arnika (Arnica montana)

Die Homöopathie verwendet Arnika gegen Traumata und Verletzungen aller Art. Dabei kommt sie gegen physische und psychische Zerschlagenheit gleichermaßen zum Einsatz. Ihre Anwendung reicht von Stoß-, Quetsch- und Weichteilwunden über blaue Flecken bis zu Kummer und Schock.

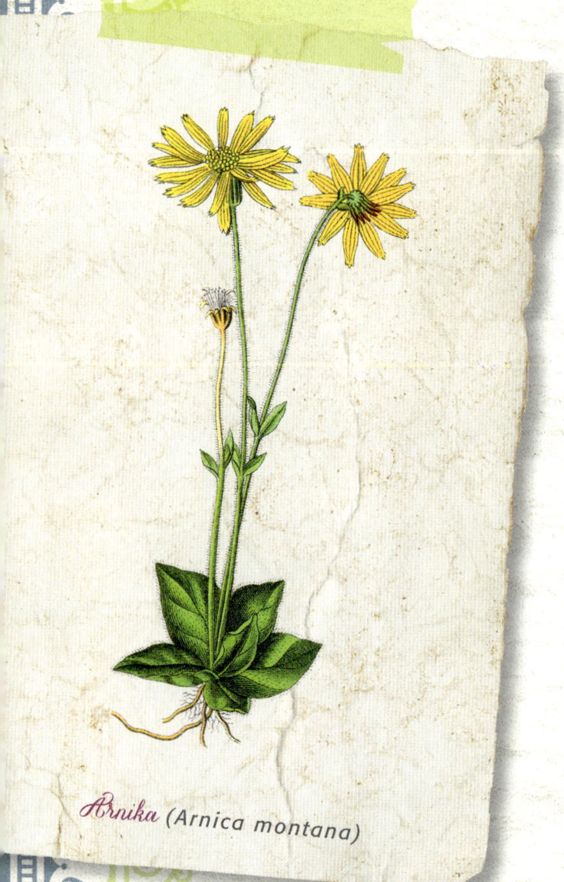

Die sonnengelben Blüten der Arnika leuchten weithin und sind angefüllt mit ganz besonderen Heilkräften. Sie steht unter Naturschutz, das Sammeln ist streng verboten.

Magische Kräfte

Arnika ist in der Heilkunde fast ein Neuling. Die antiken Autoren kannten sie gar nicht, und auch im Mittelalter hat man sie kaum zur Kenntnis genommen. Mit der Zeit gewann die Arzneipflanze aber eine immer größere Bedeutung. Der wohl berühmteste Patient, der mit Arnika behandelt wurde, war Johann Wolfgang von Goethe. Er war überzeugt, dass ihm Arnikatee, den er nach seinem Herzinfarkt im Februar 1823 trank, über die gesundheitliche Krise hinweggeholfen hat. Heute wissen wir, dass die Pflanze giftige Substanzen enthält, was sie für die innere Anwendung untauglich macht.

Äußerlich angewendet, hilft Arnikasalbe bei stumpfen Verletzungen wie Prellungen und Verstauchungen sowie bei rheumatischen Muskel- und Gelenkbeschwerden. Dazu werden am besten Umschläge mit einer verdünnten Tinktur verwendet.

Arnika kann auch bei Krampfadern und Venenschwäche angewendet werden, da sie eine durchblutungsfördernde Wirkung entfaltet. Bei Entzündungen im Mund- und Rachenraum hat sich stark verdünnte Arnikatinktur als Gurgellösung seit Langem bewährt.

Hildegard von Bingen schrieb der Arnika beachtliche magische Kräfte zu. »Wenn ein Mann oder eine Frau in Liebe erglüht, dann wird, wenn jemand sie oder ihn auf der Haut mit Arnika berührt, der Berührte in der Liebe zum anderen verbrennen, und wenn das Kraut vertrocknet ist, dann werden Mann oder Frau durch die Liebesglut fast rasend, so dass sie schließlich unsinnig werden.«

Schöne Verwandte

Das, was uns in vielen Gärten, insbesondere Bauerngärten, kräftig sonnengelb entgegenleuchtet, sind nicht die Blüten der Echten Arnika, die nur noch selten in der Natur zu finden ist, sondern die amerikanische Verwandte *Arnica chamissonis*. Sie wird auch in großem Maßstab für pharmazeutische Zwecke angebaut und weist eine ähnliche Dichte an wirksamen Inhaltsstoffen auf.

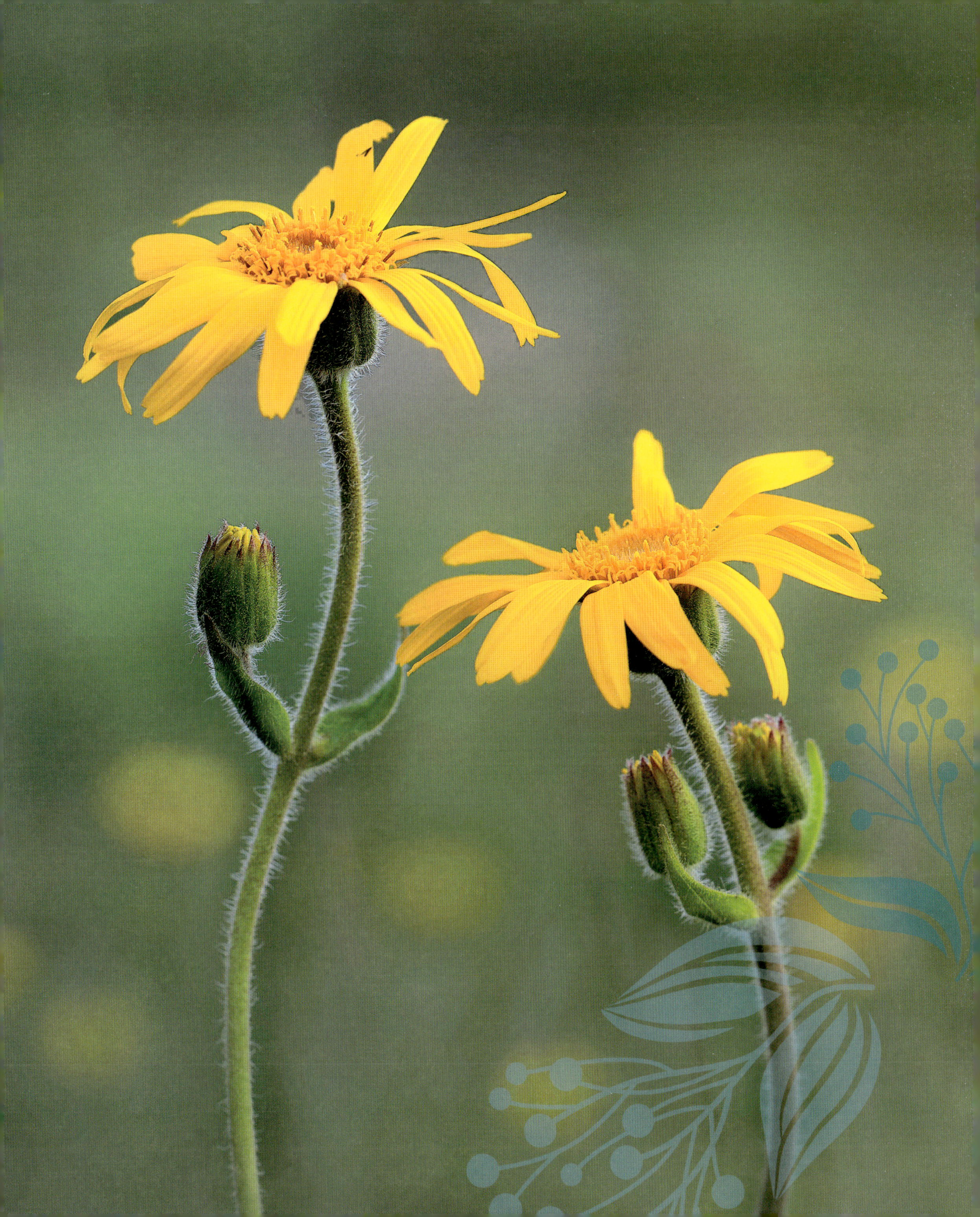

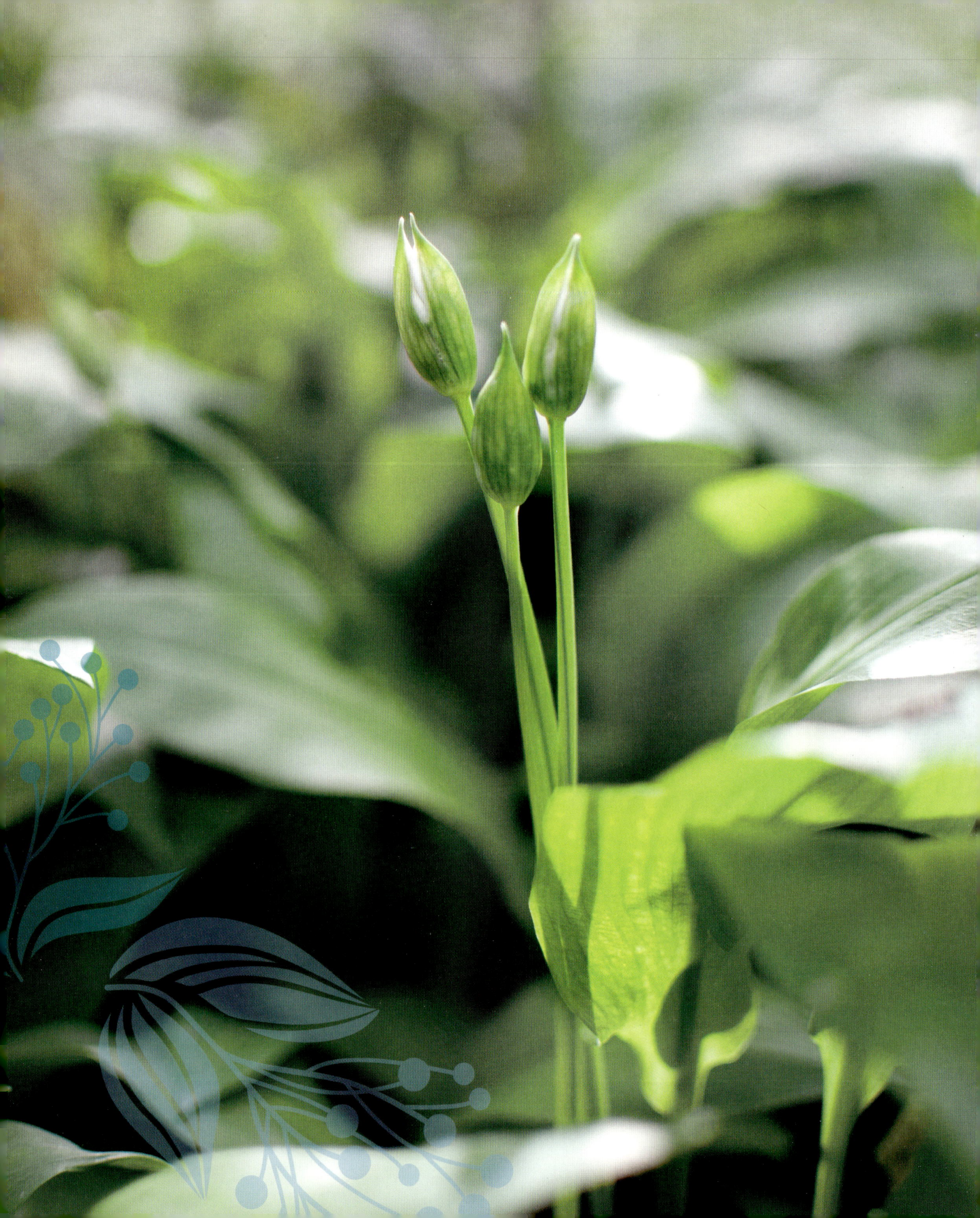

Bärlauch *(Allium ursinum)*

Innerhalb weniger Jahre hat der Bärlauch den Sprung vom feucht-humosen Waldboden in die Küchen der Welt geschafft. Spitzenköche überbieten sich gegenseitig im Kreieren immer neuer und raffinierterer Bärlauchleckereien. Doch er schmeckt nicht nur gut, sondern ist auch gesund.

Duftender Alleskönner

Woran erkennt man Bärlauch? Im Frühjahr werden Sie ihn meist riechen, bevor Sie ihn überhaupt zu Gesicht bekommen. Sogar auf der Autobahn kann man bei Tempo 120 und geöffnetem Fenster im Vorbeifahren Bärlauchbestände erschnuppern. Bärlauch bildet nämlich dort, wo er an seinen natürlichen Standorten – auf feuchten, humusreichen Waldböden – vorkommt, gewaltige flächendeckende Bestände. Dies liegt unter anderem daran, dass seine Wurzeln eine Substanz ausscheiden, die das Wachstum anderer Pflanzen der Umgebung unterdrückt. Eine Art unterirdische chemische Kriegsführung. Dies sollten Sie bedenken, bevor Sie beschließen, Bärlauch in Ihrem Garten auszupflanzen.

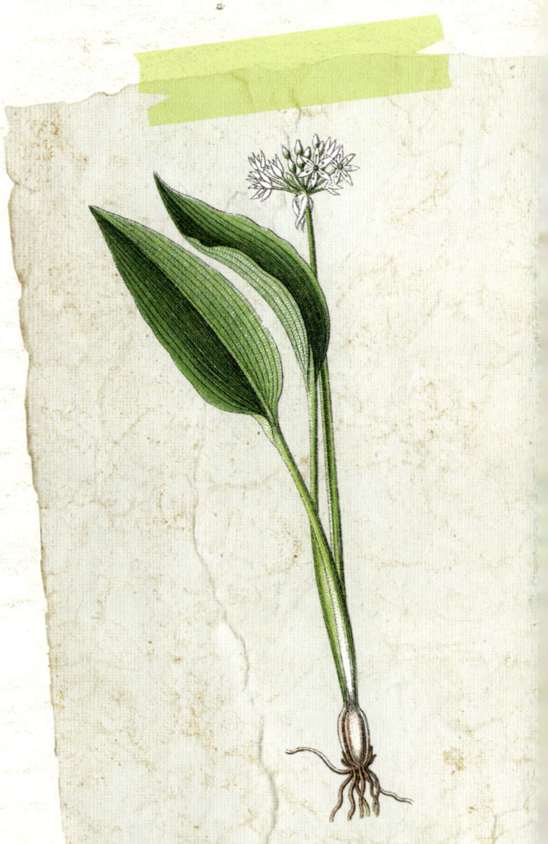

Bärlauch (Allium ursinum)

Zum Verwechseln ähnlich

Am sichersten unterscheidet man Bärlauch von den ähnlich aussehenden, aber giftigen Herbstzeitlosen und Maiglöckchen – neben dem typisch knoblauchartigen Geruch – an der Blattform:

- **Die Blätter des Bärlauchs** haben im Gegensatz zur Herbstzeitlose einen deutlich erkennbaren Blattstiel.

- **Die Blätter des Maiglöckchens** schieben sich zu mehreren zusammengerollt aus dem Boden.

Was Bärlauch alles kann

Auch das Multitalent Bärlauch verfügt über zahlreiche die Gesundheit fördernde Inhaltsstoffe. Auch hier gilt: Nahrung ist gleichzeitig Medizin. Bärlauch ist hier geradezu ein Superfood und wirkt lindernd bei allen möglichen sogenannten Zivilisationskrankheiten. Man sagt ihm nach, dass er in puncto heilender Wirkung sogar dem Knoblauch überlegen sei.

Bärlauch gehört zu den ältesten Nutz- und Heilpflanzen Europas. Im Frühjahr treiben die lanzettlich gestielten Blätter aus dem Boden und können dann geerntet werden.

Traditionell wird Bärlauch bevorzugt bei Verdauungsproblemen verwendet, da er bei ungewollten Gärungsprozessen im Magen-Darm-Bereich hilfreich ist. Zudem beugt er Arterienverkalkung und altersbedingtem hohem Blutdruck vor. Er leistet nämlich einen Beitrag zur besseren Durchblutung der Kapillaren und hilft ganz nebenbei, den Cholesterinspiegel zu senken. Ein Gläschen Bärlauchschnaps vor dem Essen hilft übrigens bei der Verdauung.

Ätherische Öle, wie sie im Bärlauch enthalten sind, leisten einen Beitrag zur besseren Durchblutung von Kapillaren und haben einen positiven Einfluss auf den Cholesterinspiegel.

Erwähnenswert ist auch noch der hohe Gehalt an Vitamin C, Magnesium, Eisen, Chloro phyll und dem Keimkiller Allicin. Bärlauch ist die ideale Pflanze, um den Organismus im Frühjahr anzukurbeln, wenn es darum geht, ihn zu entgiften und zu entschlacken und die aufgebrauchten Mineralstoff- und Vitamindepots wieder aufzufüllen.

Bärlauch in der Küche

Am Knoblauch scheiden sich die Geschmäcker und Geister, Bärlauch vereint sie wieder. Er verfügt über den würzig kräftigen Geschmack des Knoblauchs, aber ohne die lästige Nebenwirkung in Form des unangenehmen Geruchs. Klein geschnitten, passen die Blätter zu Salaten und Soßen, in Quark oder zum Würzen von Suppen und Brotaufstrichen. Zudem bereichern zahlreiche Pesto- und Pasta-Kreationen im Frühjahr die Speisekarten der Restaurants.

Bärlauch im Garten

Der beste Platz im Garten ist im Schatten oder Halbschatten unter Laubgehölzen auf feuchten, humusreichen und kalkhaltigen Böden. Bärlauch verträgt keine direkte Sonne, am wohlsten fühlt er sich, wenn Sie den Boden mit Laub mulchen.

Wie in der Natur wird der Bärlauch im Garten im zeitigen Frühjahr geerntet, wenn die Blätter ausgetrieben sind. Frischer Bärlauch hält sich leider nur wenige Tage im Kühlschrank. Am besten wickeln Sie ihn in ein feuchtes Geschirrtuch oder stellen die Stängel in ein Glas mit Wasser. Die beste Konservierungsart ist, ihn in Öl eingelegt als Pesto aufzubewahren.

Rezepte

Bärlauchtinktur

100 g frische Bärlauchblätter, 750 ml Weizenkorn

Die Pflanzenteile gut zerkleinern, in ein großes Schraubdeckelglas füllen und mit dem Alkohol übergießen. Alle Pflanzenteile müssen gut bedeckt sein. Vier Wochen an einem hellen Platz aufstellen und hin und wieder kräftig schütteln. Anschließend in eine dunkle Flasche abseihen, beschriften und kühl lagern. Die Tinktur ist etwa ein Jahr haltbar.

Bärlauchpesto

200 g Bärlauch, 80 g gehackte Pinienkerne, 80 g geriebener Parmesankäse, Olivenöl, grobes Meersalz

Bärlauch zusammen mit Pinienkernen und Parmesan sowie 2-3 Esslöffel Olivenöl in der Küchenmaschine grob pürieren. Etwas Meersalz untermischen, in Gläser abfüllen und mit Olivenöl auffüllen, bis alles bedeckt ist. Anstelle des Olivenöls können Sie auch Walnussöl verwenden.

Bärlauchpesto passt nicht nur zu Pasta, es gibt Suppen ein besonderes Aroma, schmeckt zu Fleisch und Fisch. Aber vor allem ist das Pesto sehr gesund.

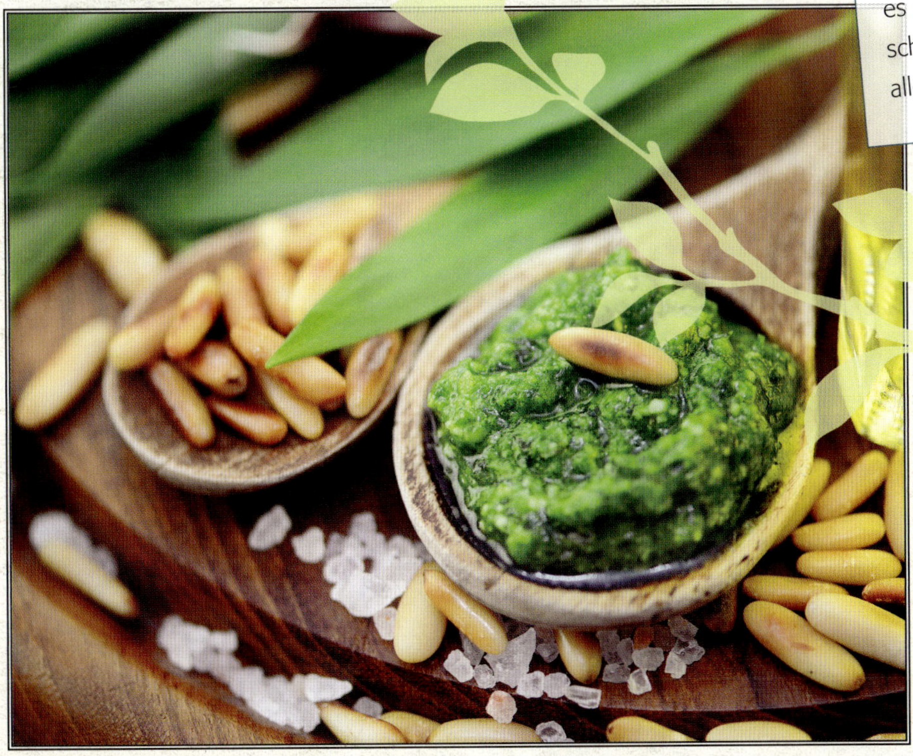

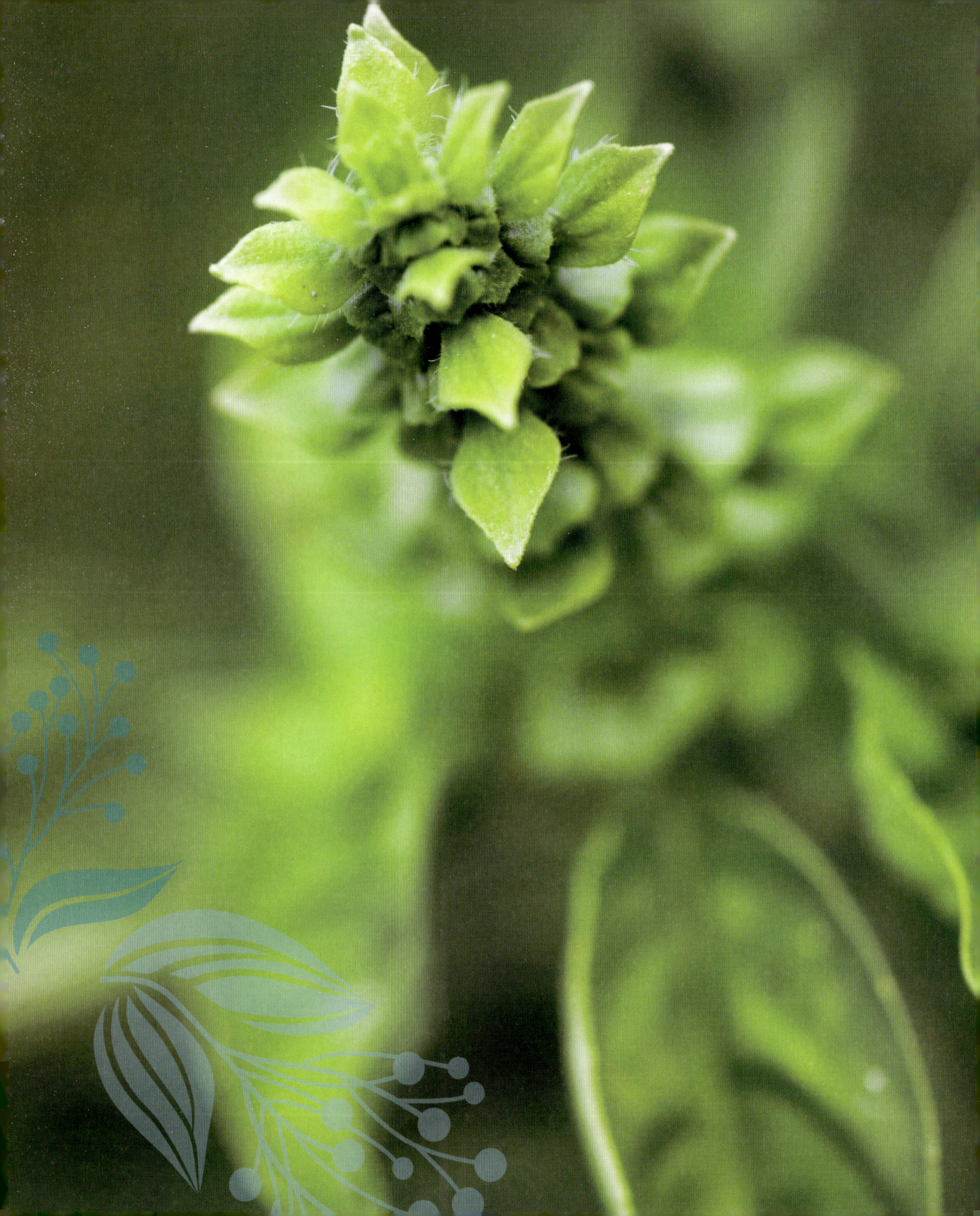

Basilikum *(Ocimum basilicum)*

Basilikum, das Königskraut, der Inbegriff von Pesto und italienischer Küche, zählt zu den Pflanzen, von denen ich nicht genug bekommen kann. Kein Sommer ohne Basilikum und kein Sommer ohne neue kulinarische Experimente mit dem aufregend pfeffrigen Aroma und neuen Sorten.

Basilikum als Heilpflanze

Die kulinarische Seite des Basilikums kennt wohl jeder. Basilikum enthält aber auch eine Reihe ätherischer Öle, Glykoside, Gerbstoffe und Saponin. Es wirkt sanft wassertreibend und bei Migräne sowie Schwindelanfällen. Bekannt ist Basilikum auch für seine positive Wirkung auf den Magen-Darm-Trakt.

Im Handel finden wir meist das empfindliche großblättrige Genoveser Basilikum. Wenn Sie Basilikum selbst ziehen, haben Sie aber eine Auswahl an schmackhaften und robusten Sorten. Zitronenaroma verbreitet das Zitronen-Basilikum, einen zimtähnlichen, pfeffrigen Geschmack hat das Thai-Basilikum. Weitere Sorten sind das Mexikanische Gewürz-Basilikum, Anis-Basilikum und Griechisches Strauchbasilikum.

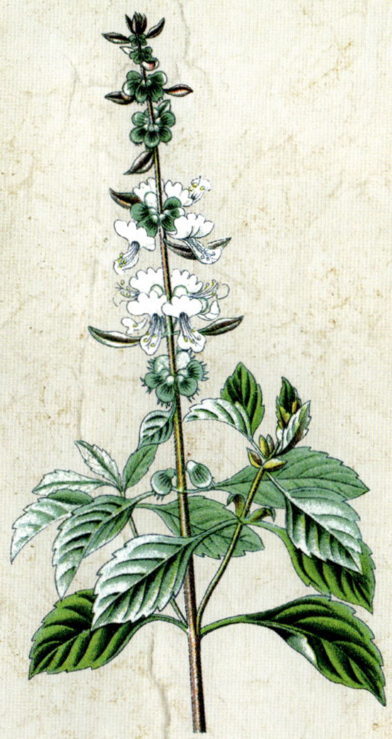

Basilikum (Ocimum basilicum)

Göttliches Basilikum

In seiner Heimat Indien wird Tulsi, das Indische Basilikum *(Ocimum sanctum)*, als heilig verehrt. Man sagt, die Göttin Tulasidevi sei in die Gestalt dieser Heilpflanze geschlüpft, um den Menschen zu dienen und sie zu beschützen. In der ayurvedischen Heilkunst spielt Basilikum eine wichtige Rolle, da es die drei Doshas ausgleicht und als Lebenselixier für ein langes und gesundes Leben sorgen soll. Es wird bei entzündlichen Erkrankungen, Fieber, Nierensteinen, Durchfall, Magengeschwüren und Kopfschmerzen angewendet.

Basilikum im Garten

Basilikum lässt sich im Garten gut einjährig halten, dabei lohnt die Aussaat, da die Jungpflanzen kräftiger sind als vorgezogenes Basilikum. Ausgesät wird ab April/Mai auf der Fensterbank oder im Gewächshaus. Ins Freie dürfen die Pflanzen frühestens in der zweiten Maihälfte, besser Anfang Juni. Basilikum braucht einen sonnigen, warmen Platz und leichten, humusreichen Boden. Es gedeiht besonders gut im warmen, trockenen Kleinklima eines Südbalkons.

Basilikum gehört zu den Lippenblütlern und enthält ätherische Öle, Gerbstoffe und Bitterstoffe. Wenn man die dunkelgrünen Blätter zerreibt, steigt der köstliche Duft in die Nase.

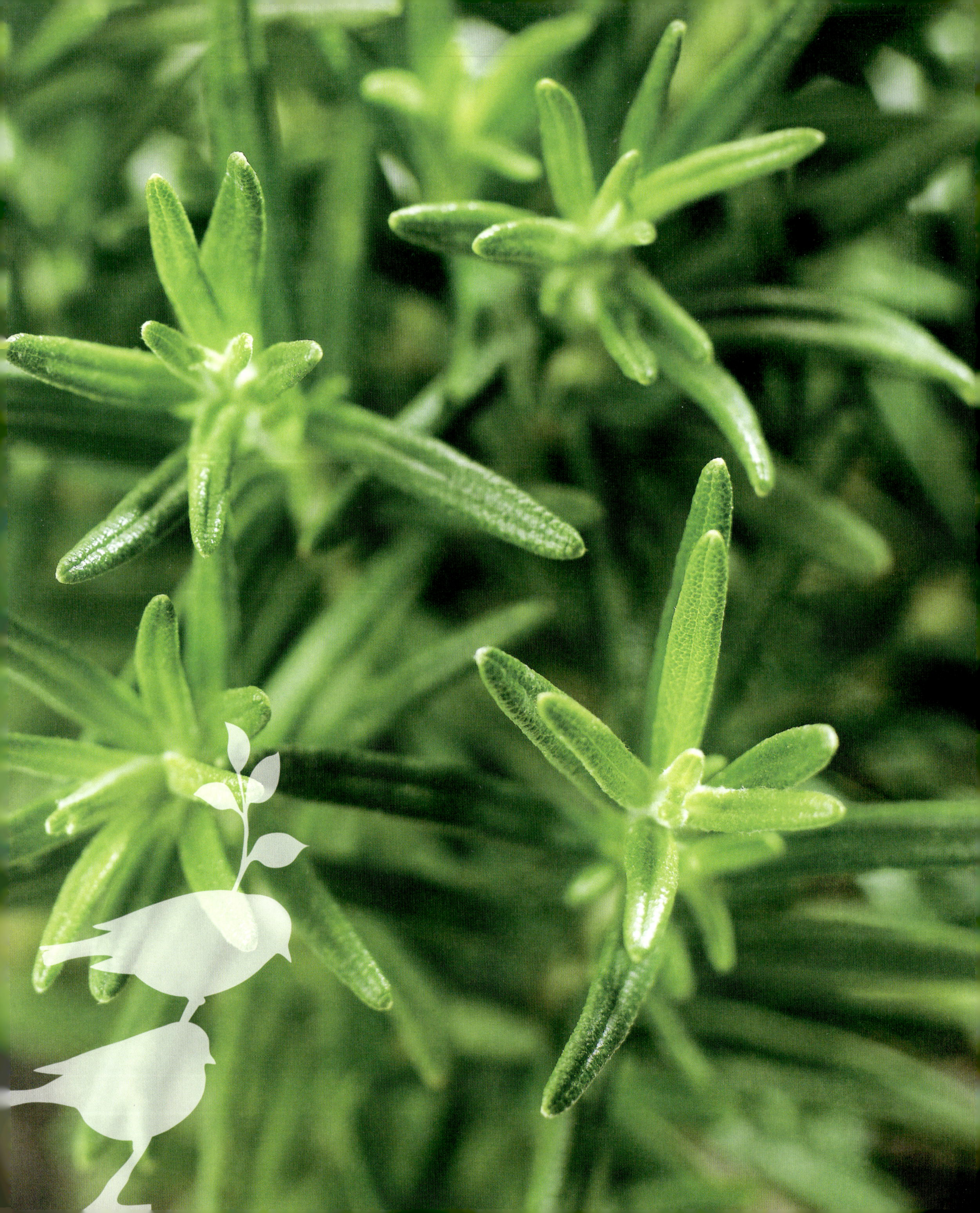

Der Herr lässt
die Arznei aus
der Erde wachsen,
und ein Vernünftiger
verschmäht sie nicht.

Altes Testament

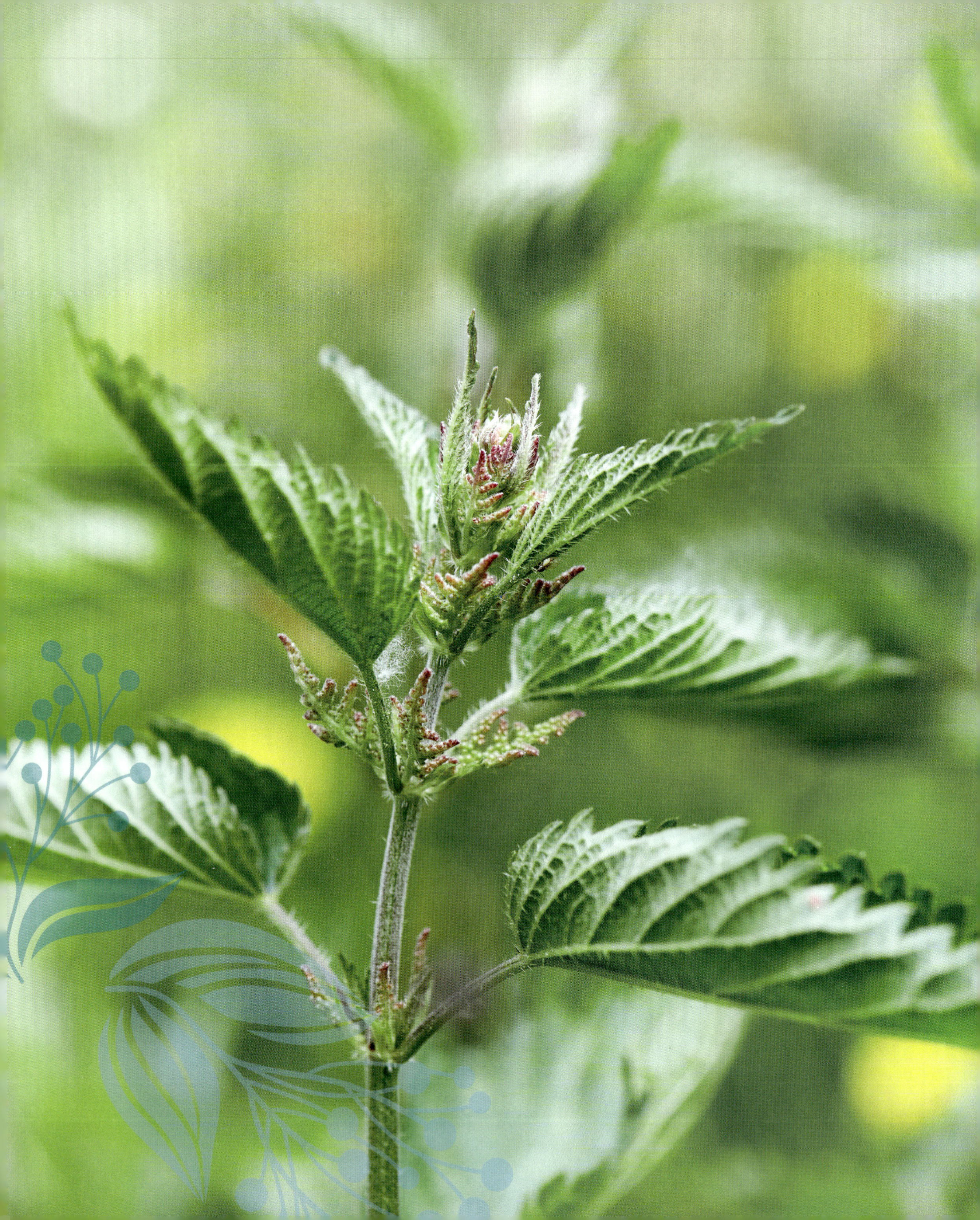

Brennnessel (Urtica dioica)

Die Brennnessel ist eine Pflanze, vor der ich großen Respekt habe. Und das liegt nicht etwa an ihren Brennhaaren, mit denen wohl jeder von uns schon mal in Kontakt gekommen ist. Nein, ich kenne kaum eine Pflanze, die so vielseitig einsetzbar ist wie die robuste, wehrhafte Brennnessel.

Ein begehrtes Mulitalent

Der Schweizer Priester und Naturarzt Johann Künzle (1857–1945) verglich die Brennnessel mit dem »ruchen Cholderi«, einem Mann mit grimmigem Gebaren, aber gütigem Herzen. Das lästige Brennen auf der Haut, mit dem jeder bestraft wird, der sich ihr ungeschützt nähert, erfolgt nicht ohne Grund: Der liebe Gott habe wohlweislich dem wilden Kraut das Feuer gegeben, um es vor seiner Ausrottung zu schützen. Denn wenn nicht ihre Brennhaare sie vor der Naschhaftigkeit von Mensch und Tier schützen würden, wäre sie sicherlich schon lange ausgestorben.

Die Brennnessel ist einer der Lieblingsfeinde des Gärtners, deren Kriechwurzeln nur mit Mühe restlos zu beseitigen sind. Aber bitte bezeichnen Sie die Brennnessel niemals als »Unkraut«, wenn sie unangemeldet in Ihrem Garten auftaucht. Auch wenn sie unverschämt auf der Haut brennt, ist sie eine der nützlichsten Pflanzen unserer Flora.

Rheumakranke erfahren Linderung, wenn sie die betreffenden Hautpartien mit Brennnesseln belegen. Das als sehr unangenehm empfundene Brennen fördert nämlich gleichzeitig die Durchblutung der Haut, was wieder einige positive Wirkungen nach sich zieht.

Aus den Wurzeln bereitet man einen Tee, der gegen Prostatabeschwerden eingesetzt wird. Der Wurzelextrakt ist auch ein bekanntes Mittel gegen Haarausfall und Schuppen.

Hippokrates, der berühmte Arzt der griechischen Antike, bezeichnete die Brennnessel als wichtigste Pflanze zur Blutreinigung, und daran hat sich bis heute nichts geändert Auch heute ist Brennnesseltee Bestandteil einer Fasten- oder Frühjahrskur. Der Tee hilft außerdem bei Gicht, Rheuma und Verdauungsbeschwerden.

Die Brennnessel ist eine uralte Kulturpflanze, aus deren Stängeln vor der Einführung der Baumwolle Fasern gewonnen wurden, die zu groben Nesselstoffen und -seilen verarbeitet worden sind.

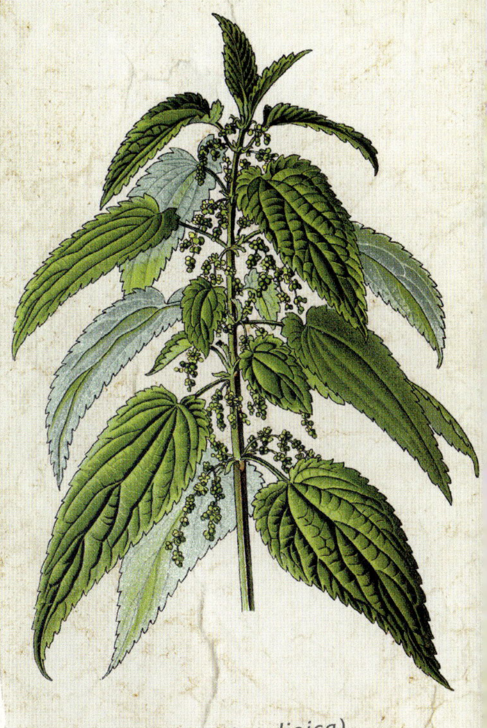
Brennnessel (Urtica dioica)

Bis 1,50 Meter hoch kann die Große Brennnessel werden, die rund ums Haus, an Zäunen, Wegrändern, am Waldrand und auf Schuttplätzen zu finden ist.

Kinderstube und Biodünger

Brennnesseln sind Stickstoffzeiger und wachsen bevorzugt auf feuchten, sehr nährstoffhaltigen Böden mit hohem Nitratgehalt. Ihre natürlichen Standorte sind Ufersäume und feuchte, nährstoffreiche Auwälder. Wo sie einmal Fuß fassen, breiten sie sich mit ihren Kriechwurzeln stark aus.

Brennnesselblätter erntet man von März bis Juni, das blühende Kraut von Juni bis August, den Samen im August und September und die Wurzel im Oktober und November.

Wenn Brennnesseln sich ein Eck in Ihrem Garten erobert haben, ist das ein Grund zur Freude. Nutzen Sie ihre vielfältigen Möglichkeiten, statt sie gleich auszurupfen. Wussten Sie beispielsweise, dass die widerborstige Pflanze eine wichtige Nahrungsgrundlage für zahlreiche hochspezialisierte Insekten- und Schmetterlingslarven ist, die sogenannten Nesselfalter. Hierzu zählen zum Beispiel unsere bekanntesten Tagfalterarten wie Admiral, Tagpfauenauge, Kleiner Fuchs und Landkärtchen, deren Raupen an Brennnesseln heranwachsen. Der immense ökologische Wert der Pflanze ist also nicht zu unterschätzen. Biogärtner schwören zudem auf die nährstoffreichen Jauchen und Brühen, die auf vielfältige Weise im naturnahen Garten zum Einsatz kommen.

Gärende Brennnesseljauche kann, im Verhältnis 1:50 verdünnt, gegen Blattläuse und Spinnmilben an Gemüse, Obst und Zierpflanzen eingesetzt werden. Dazu braucht man ein Kilogramm frisches oder 800 Gramm getrocknetes Kraut, das in 50 Liter Wasser kalt angesetzt wird. Am besten verwenden Sie Handschuhe bei der Ernte. Wenn sich an der

Köstliche Brennnessel

Die Blätter der jungen, kleinen und zarten Pflanzen sind eine Köstlichkeit. Von ausgewachsenen Exemplaren lassen sich bestenfalls die Blätter verwenden, da die Stängel schwer bekömmlich sind. Bevorzugt erntet man die obersten, noch kleinen Blätter. Für alle Zweifler sei hiermit versichert, dass gegarte Brennnesseln nicht mehr brennen. Im Geschmack kommen besonders junge, frische Brennnesseln dem Spinat sehr nahe, und können auch wie dieser zubereitet werden. Brennnesselblätter geben auch einen wunderbaren Haustee. Dazu 1–2 Teelöffel getrocknete Brennnessel mit heißem Wasser übergießen und zehn Minuten ziehen lassen.

Wasseroberfläche Blasen bilden und sich ein unangenehmer Geruch entwickelt, dann hat der Gärungsprozess eingesetzt, der einige Tage dauert. Unverdünnt können Sie die Jauche übrigens zur Bodenverbesserung einsetzen.

Wundermittel Brennnessel

Brennnesseln sind Meister der Selbstverteidigung. Jedes Brennhaar besteht aus einer einzelligen, auf einem Zellpolster stehenden Röhrenzelle, deren oberer Teil hart und spröde wie Glas ist und in einem leicht zur Seite gebogenen Köpfchen endet. Bei der leisesten Berührung bricht dieses Köpfchen ab, die Bruchstelle ist stets schräg und bildet so eine scharfe Spitze, die in die Haut eindringt und eine Wunde erzeugt, in die sich der Zellinhalt, Ameisensäure und Histamine, ergießt.

Hildegard von Bingen empfiehlt bei Vergesslichkeit und Konzentrationsschwäche eine Mischung aus Brennnesselsaft und Olivenöl, mit der man vor dem Schlafengehen die Schläfe einreibt.

Seit der Antike gelten Brennnesselsamen als Aphrodisiakum. Ihnen werden in diesem Zusammenhang geradezu wundersame Dinge nachgesagt, denn die vitamin- und mineralstoffreichen Samen bringen sogar müde Gäule auf Trab und verschaffen ihnen ein glänzendes Fell. Hühner legen besser, mischt man ihnen die Samen unter das Futter. Zum Ernten der Samen schneidet man die Blütenstände ab, bevor die winzigen Körner herausgefallen sind, und hängt sie kopfüber in einem Leinenbeutel auf. Frisch gekaute Samen mit etwas Honig verleihen den notwendigen Kick bei Erschöpfung und Müdigkeit.

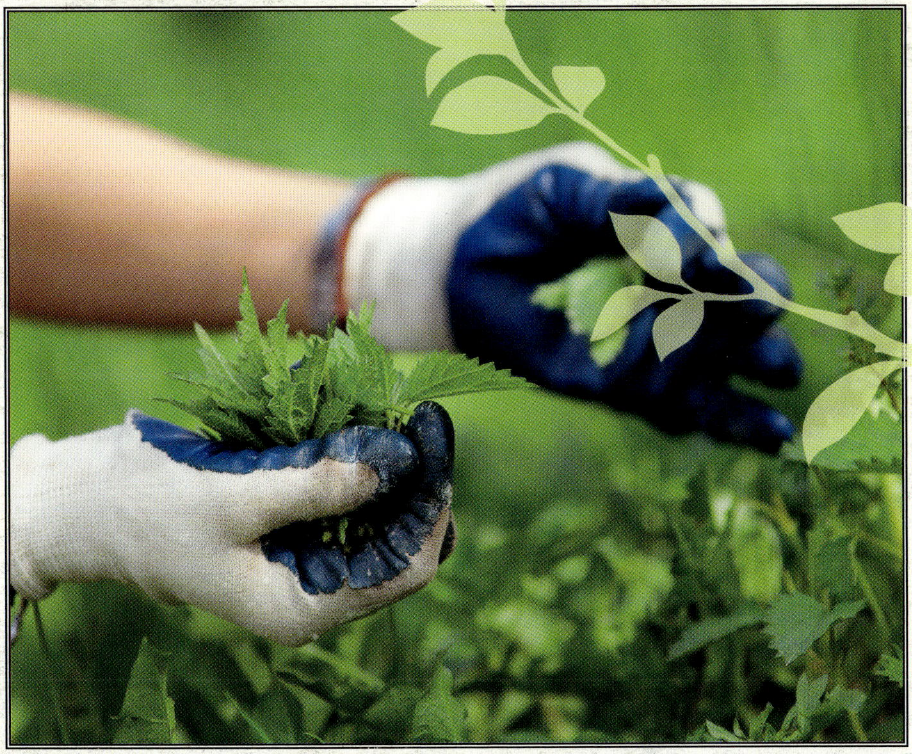

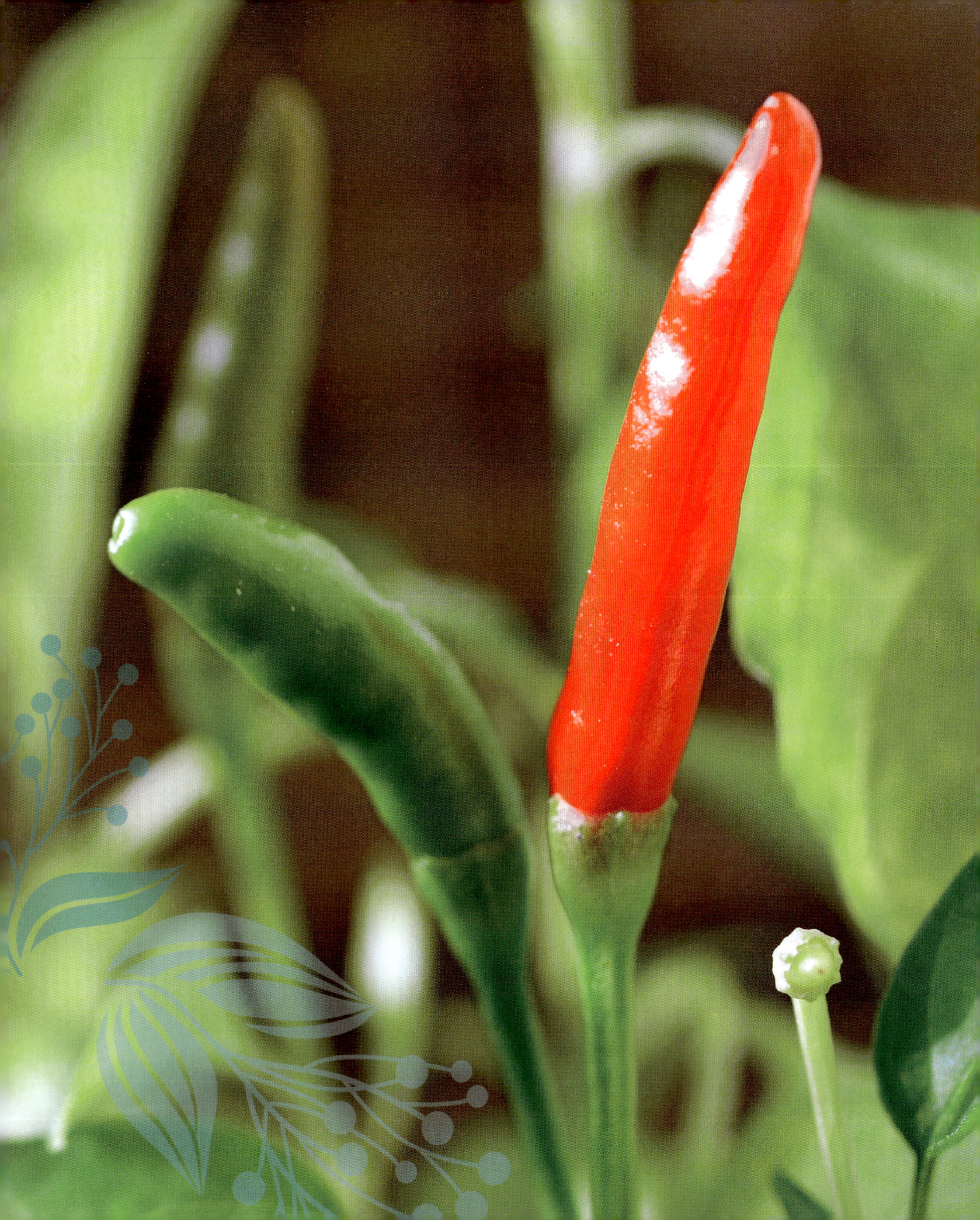

Chili (Capsicum annuum var.)

Sie heißen Chili, Peperoncini, Tabasco, Pfefferoni, Pfefferschoten, Chilischoten – viele Namen für den kleinen Scharfmacher aus der Gattung der Paprikagewächse. Kolumbus lernte Chili in der Karibik kennen und brachte ihn nach Europa im Glauben, Spanischen Pfeffer im Gepäck zu haben.

Scharfe, gesunde Beeren

Chili ist nicht gleich Chili. Es sind über 200 verschiedene Sorten bekannt: kleine runde, lange dünne, große dicke, in Rot, Gelb, Grün, Orange. Auf meiner ersten Mexikoreise wusste ich zeitweise nicht, ob ich gerade Rindfleisch, Fisch, Marmelade oder Rührei esse: Alles war nur höllisch scharf und brannte mir fast Löcher in die Zunge. Der Schweiß tropfte nur so von der Stirn. Die Ursache: Chili, genauer das in ihm enthaltene Capsaicin. Mit der Zeit trat jedoch eine Art Gewöhnungseffekt ein und ich konnte der Schärfe mehr und mehr abgewinnen.

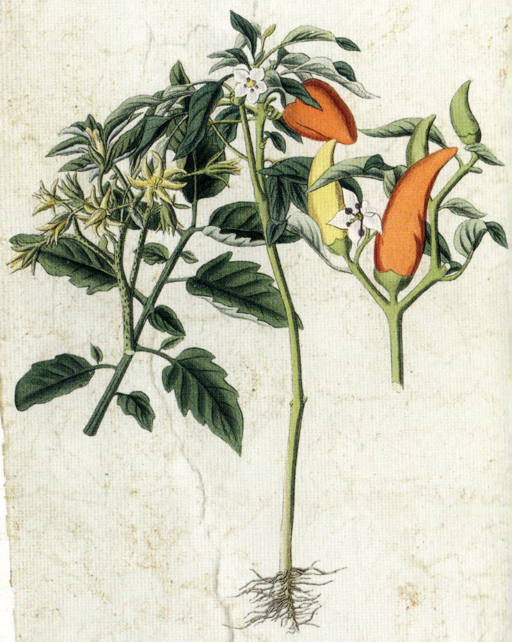

Chili (Capsicum annuum var.)

Scharf kühlt ab

Was um Himmels willen bewegt uns, Chili zu essen? Vom Standpunkt der Gesundheit aus gesehen gibt es dafür einige Gründe: Chili regt die Durchblutung des Gewebes an, was zunächst eine rote Gesichtsfarbe bewirkt, aber besonders bei Rheuma und Muskelschmerzen wohltuend ist. Chilipflaster sind das natürliche Mittel der Wahl bei Schulterverspannungen und Muskelschmerzen. Und Chili macht gute Laune, weil er die Ausscheidung von körpereigenen Opiaten anregt. Ein Paradoxon von Chili ist, das »Hot cool macht«. Der Grund: Chili regt die Schweißdrüsen an, so kühlt der Körper besonders in tropischen Ländern schneller ab. Ganz allgemein wird der gesamte Stoffwechsel samt Fettverdauung angeregt, überflüssige Kalorien werden verbrannt und Darmparasiten in die Flucht geschlagen. Viele berichten davon, dass sie mithilfe von Chili abgenommen haben.

Obwohl wir immer von Schoten sprechen, sind die Früchte doch Beeren, die Samen von einer Fruchtwand umhüllt.

Chili im Garten

Chili lässt sich in der Saison leicht im Garten oder Kübel kultivieren, wobei es natürlich von Sorte zu Sorte Unterschiede gibt. Die Pflanzen werden im Haus vorgezogen und kommen ab Mitte Mai ins Freie. Wichtig für alle ist viel Sonne und Wärme an einem nicht zugigen Standort. Als Grundregel gilt: Je heißer, sonniger und trockener es ist, desto schärfer und aromatischer werden die Früchte.

Engelwurz (*Angelica archangelica*)

Die Engelwurz kann man wirklich nicht übersehen. Bis zu drei Meter hoch wird dieser imponierende Riese aus der faszinierenden Familie der Doldenblütler. Sie blüht nur einmal in ihrem drei- bis vierjährigen Leben, danach stirbt sie ab und hinterlässt unzählige Samen.

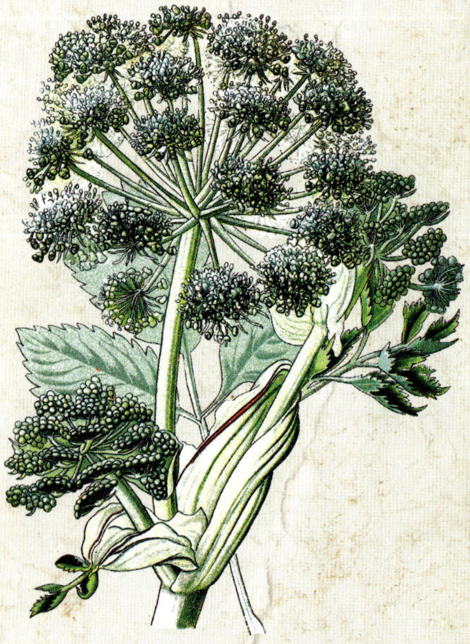

Engelwurz (*Angelica archangelica*)

Die Engelwurz erscheint erstmalig in den Kräuterbüchern des Mittelalters, wo man sie als Mittel rühmt, das sogar gegen Pest wirksam ist.

Imposante Gestalt und vielerlei Wirkstoffe

Ich kann mich gut erinnern, wie ich als kleiner Junge staunend vor der imposanten Engelwurz stand, die mich wie ein Baum überragte. Ein wenig Respekt hatte ich vor diesem Riesen, und ich wusste so gar nicht, wo ich diese Pflanze einordnen sollte. Meine Großmutter hat mir dann erklärt, dass an der Engelwurz alles nützlich ist: die Blätter, die Blüten, die Samen, die Knospen und der Wurzelstock. Sie war daher ein gern gesehener Gast im Garten, auch wenn sie viel Raum beanspruchte und sich nur allzu oft auf Wanderschaft begab.

Besonders gerne verwendete meine Großmutter die Stängel. Sie kochte sie als Gemüse. Mit den Wurzeln und Samen setzte sie Likör an. Wie ich heute weiß, enthält die Wurzel viele ätherische Öle sowie Gerb- und Bitterstoffe. Das erklärt, wieso sie besonders bei Magen- und Darmbeschwerden hilfreich ist. Mit ihrer Hilfe kann selbst das üppigste Essen verdaut werden. Tee aus den getrockneten Wurzeln hat die gleiche Wirkung und ist auch hilfreich bei Erkältungskrankheiten, er sollte aber nicht bei akuten Magengeschwüren und Darmentzündungen getrunken werden.

Engelwurz im Garten

Im Garten liebt die Engelwurz übrigens tiefgründige, humose, nährstoffreiche und feuchte Böden. Versorgen Sie die Erde rund um das Pflanzloch mit Kompost und Hornspänen. Engelwurz gibt sich mit einem halbschattigen Standort zufrieden; ein idealer Platz ist der Rand des Gartenteichs. Auf Staunässe reagiert sie aber empfindlich.

Aus leidvoller Erfahrung seien Sie noch gewarnt vor Berührungen der Pflanze an schönen Sommertagen: Die Engelwurz enthält nämlich Furocumarine. Eigentlich sollen diese Stoffe hungrigen Insekten den Appetit verderben. Sie machen aber auch die Haut bei einem Kontakt mit der Pflanze lichtempfindlicher. Bei direktem Sonnenlicht und starker UV-Strahlung kann es dann zu unangenehmen Verbrennungen und Entzündungen kommen.

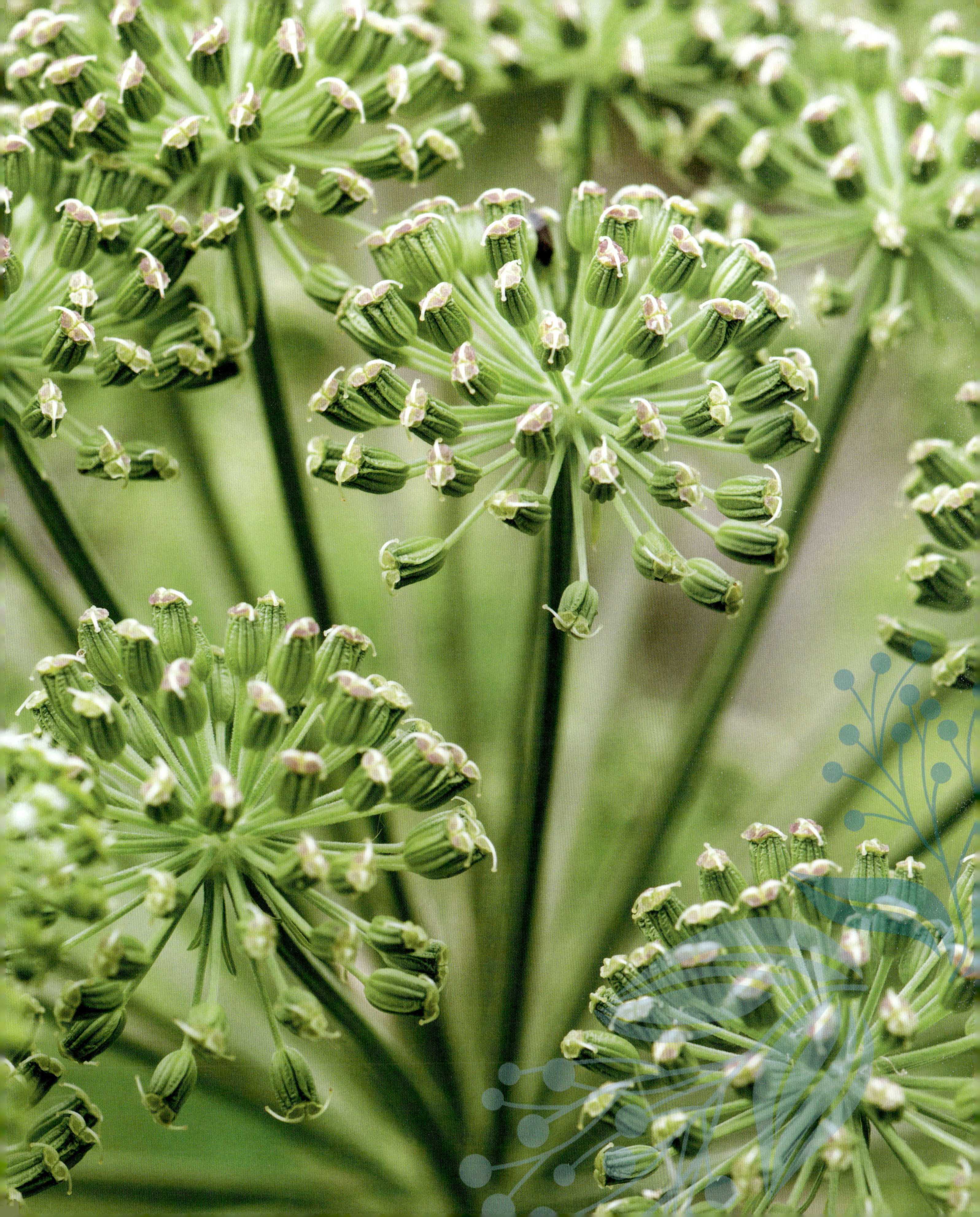

Fingerhut (Digitalis purpurea)

Ungemein attraktiv und das Gute und Böse in sich vereinend, so kann man in Kurzform den Fingerhut beschreiben. Die prachtvoll blühenden Stauden mit den glockenförmigen farbenprächtigen Blüten fühlen sich auf Waldlichtungen, an halbschattigen Plätzen mit humosem Boden wohl.

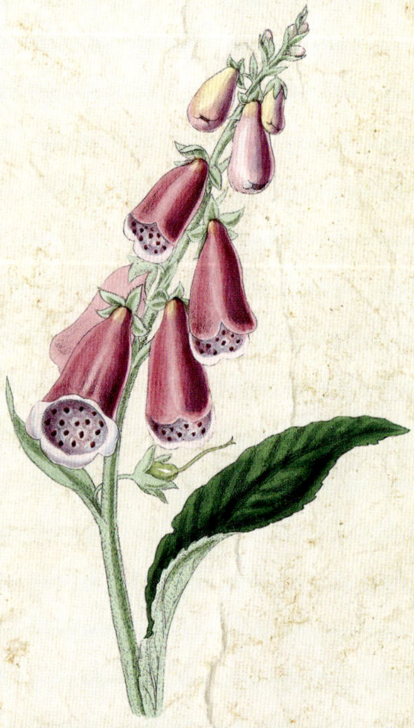

Fingerhut (Digitalis purpurea)

Der Fingerhut ist zweijährig, bildet im ersten Jahr eine Blattrosette, blüht im zweiten und vermehrt sich durch Selbstaussaat. Drei Wildarten gedeihen auch im Garten.

Die Dosis macht das Gift

Der berühmte Basler Arzt Paracelsus brachte es auf den Punkt: »Die Dosis macht das Gift.« Dies gilt auch für den Fingerhut. Bei ihm liegen heilende und tödliche Wirkung nah beieinander. Bereits wenige Gramm der Blätter oder Samen roh verzehrt, können für einen erwachsenen Menschen mit dem Tod durch Herzstillstand enden. Verantwortlich dafür ist ein Gemisch aus über 30 Glykosiden.

Auf der anderen Seite aber sind die wirksamen Inhaltsstoffe aus der Behandlung Herzkranker nicht wegzudenken, in entsprechender Dosierung natürlich. Sie werden besonders bei Herzrhythmusstörung eingesetzt. Seinen Siegeszug begann der Rote Fingerhut, nachdem es gelang, die wirksamen Digitalglykoside zu isolieren.

Im Garten lässt sich Fingerhut auch kultivieren. Neben den drei Wildarten Roter Fingerhut *(Digitalis purpurea)*, Großblütiger Fingerhut *(D. grandiflora)* und Kleinblütiger Fingerhut *(D. lutea)* wird im Garten noch der Wollige Fingerhut *(D. lanata)* angebaut. Allerdings sind einige Dinge zu beachten. Ich selbst hatte ihn nie im Garten, erfreue mich aber an prächtigen Wildbeständen auf Waldbrachen in der näheren Umgebung.

Fingerhut sät sich gerne von selbst aus. Aber Vorsicht, das er nicht versehentlich ins Gemüsebeet gerät. Die Blattrosetten der zweijährigen Pflanze sehen auf den ersten Blick aus wie junger Borretsch und können leicht verwechselt werden.

Fingerhut hat nichts im Garten verloren, wenn Kleinkinder dort spielen. Auch für Pferde, Rinder und Kühe, Ziegen, Hunde und Katzen, Hasen und Kaninchen, Meerschweinchen und Hamster sowie für Vögel ist die Pflanze giftig.

William Withering setzte als erster Arzt Digitalis im 18. Jh. zur Behandlung Herzkranker ein. Man sagt, eine Kräuterfrau habe ihm verraten, welche heilsamen Kräfte in der Pflanze stecken.

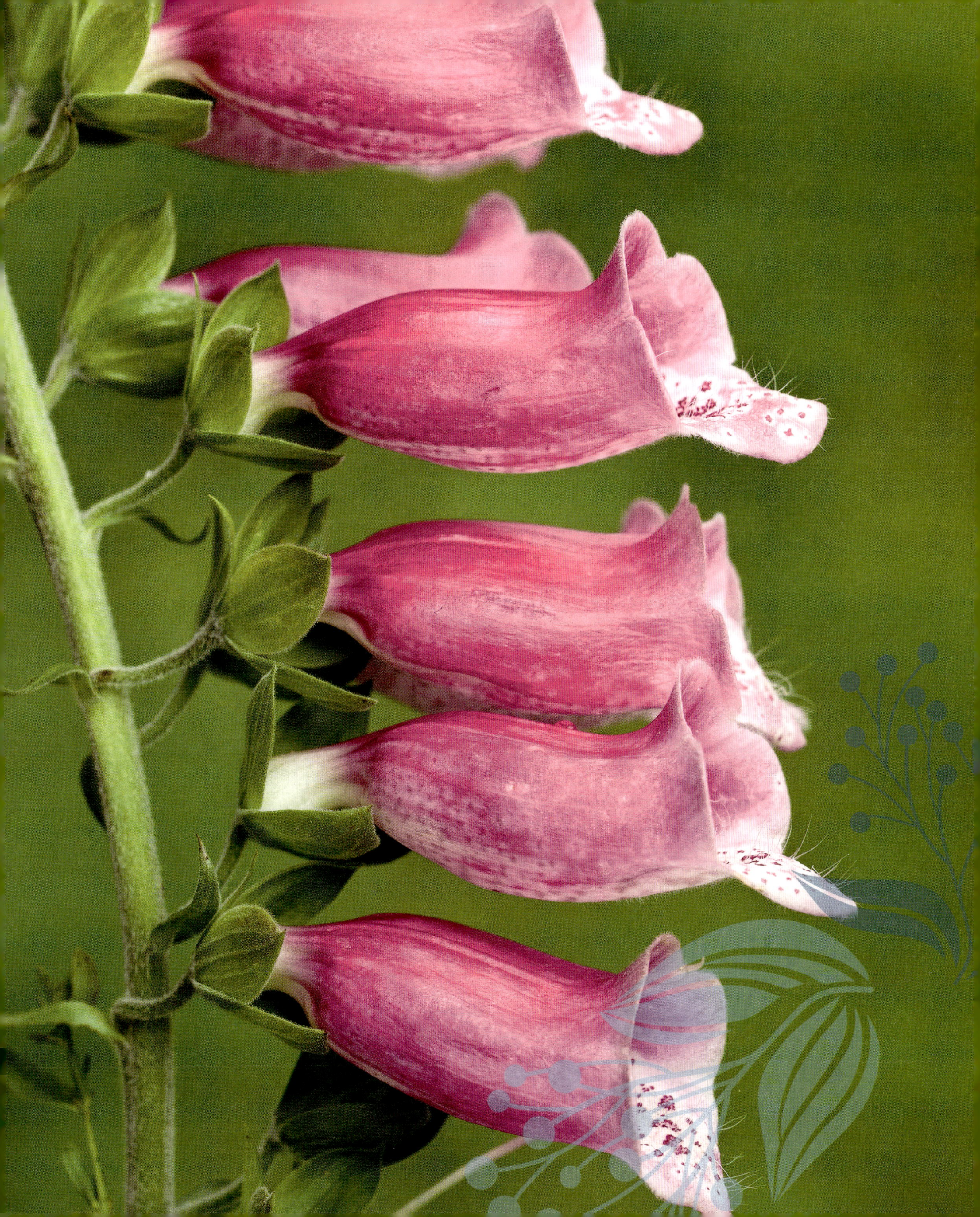

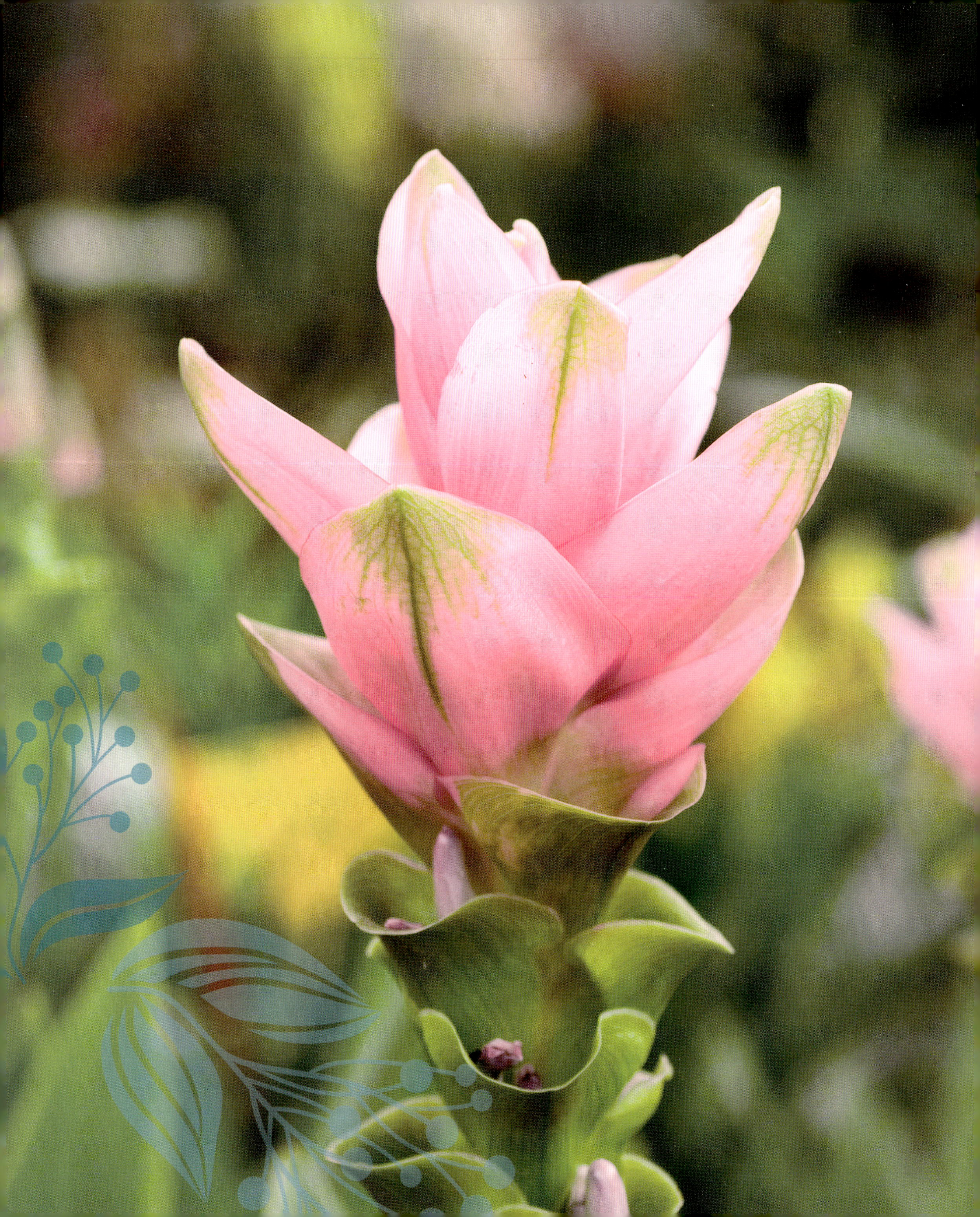

Gelbwurz *(Curcuma longa)*

Ganz ehrlich: Besonders toll schmeckt Gelbwurz, besser bekannt als Kurkuma, wirklich nicht. Dafür hat er andere Qualitäten: Seine sattgelbe Farbe verleiht Speisen ein appetitliches Erscheinungsbild, oft wird es auch als Safranersatz verwendet. Und er gilt als das gesündeste Lebensmittel der Welt.

Fit ins Alter

Wer gerne indisch isst, kennt und schätzt ihn: Kurkuma, das intensiv gelbe Pulver, das in jedes Curry gehört und ihm seine typische Farbe verleiht. Und auch die Finger färbt und alles, was mit ihm in Berührung kommt. Geschmacklich hat er allerdings einen Hang zum Bitteren und schmeckt mitunter sogar etwas muffig.

In der traditionellen Medizin Indiens und Chinas galt er schon immer als bedeutende Arznei. Kurkuma ist die ideale Gesundheitsprävention und hält Sie fit bis ins hohe Alter. Man sagt, dass der regelmäßige Gebrauch von Kurkuma dafür verantwortlich ist, dass es in Indien so viele alte, geistig fitte Menschen gibt. Mittlerweile ist die Prävention von neurodegenerativen Prozessen durch Kurkuma wissenschaftlich belegt.

Unbedenklich gesund

Kurkuma enthält als wirksamen Bestandteil Curcumin. Es ist bereits in kleinen Dosen, wie man sie normalerweise zum Essen gibt, wirksam. Aber auch in sehr hoher Dosierung zeigen sich keine Nebenwirkungen.

Mit Kurkuma können Sie eigentlich nichts falsch machen und es nicht oft genug verwenden. Die Wirkung lässt sich sogar noch verstärken, wenn er mit schwarzem Pfeffer kombiniert wird. Auch etwas Öl hilft, da Kurkuma schlecht wasserlöslich ist. Ich kann jedem nur empfehlen, täglich ½ Teelöffel Kurkuma zu sich zu nehmen, an Speisen oder in warmer Milch oder Hafermilch oder einfach als Tee.

Kurkuma wird bei den verschiedensten Erkrankungen erfolgreich eingesetzt, von Alzheimer bis hin zu Krebs. Neueste Forschungsergebnisse belegen, dass Kurkuma vorbeugend bei Lungen-, Darm- und Leberleiden wirkt. Er ist ein gutes Antibiotikum, wirkt entgiftend, magenstärkend und fördert die Eiweißverdauung. So hilft er bei Übelkeit, Blähungen, Anämie, Asthma, Husten, Prellungen und Darmentzündungen. Kurkuma hat außerdem einen sehr positiven Einfluss auf das Nervensystem und wirkt stimulierend.

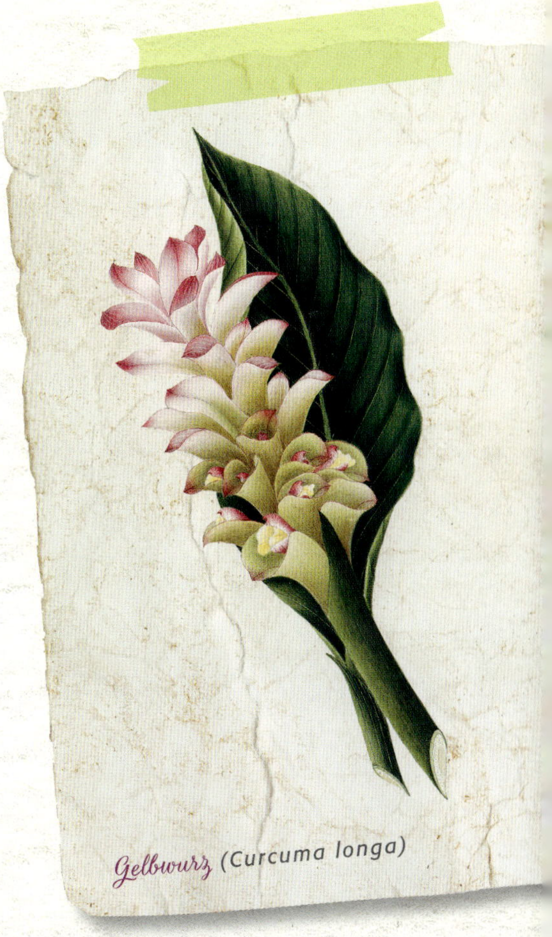

Gelbwurz gehört zur Familie der Ingwergewächse und wird in Indien und weiten Teilen Südostasiens angebaut. Verwendet werden die getrockneten Knollen des Wurzelstocks.

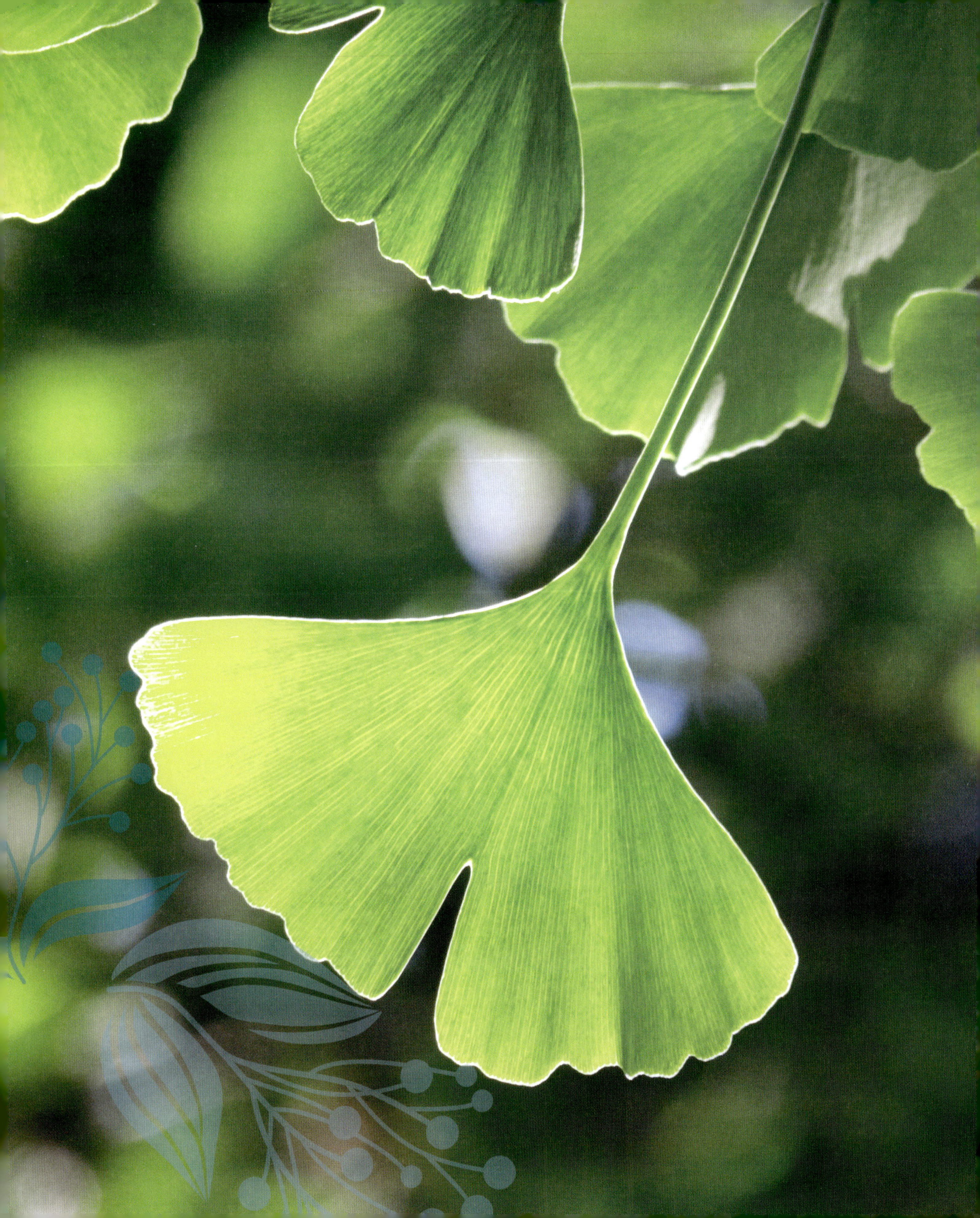

Ginkgo (Ginkgo biloba)

Ginkgo-Bäume können über 1000 Jahre alt werden. Sie trotzen Luftverschmutzung und drastischen Klimaveränderungen. Nur 800 Meter vom Detonationszentrum der Atombombe in Hiroshima entfernt, spross knapp ein Jahr später ein frischer Trieb eines Ginkgos – das Wunder von Hiroshima.

Das lebende Fossil

Der Ginkgo ist die einzige überlebende Baumart einer ganzen Pflanzenfamilie, die schon vor 300 Millionen Jahren die Erde besiedelte. Er gilt deshalb als »lebendes Fossil«. Der langsam wachsende Baum überlebte nach den Eiszeiten in Asien, weil er als heiliger Tempelbaum galt und seit Jahrtausenden entsprechend geschützt und gezogen wurde. Seit dem 18. Jahrhundert wächst das aus China und Japan stammende Fossil wieder in Europa – angepflanzt in Gärten und Parks. Botanisch gesehen gilt die faszinierende Pflanze als Unikum, die Botanikern das Staunen lehrt: Sie sieht aus wie ein Laubbaum, gehört aber zu den Nadelgehölzen.

In der Traditionellen Chinesischen Medizin wird Ginkgo bereits seit 2800 Jahren heilkundlich genutzt. Die Form des Blattes und die Zweihäusigkeit gelten als Sinnbild für Yin und Yang, das männliche und das weibliche Prinzip.

Der attraktive und robuste Baum mag volle Sonne, ist frosthart und stellt kaum Ansprüche an den Boden. Ginkgo wächst langsam, kann aber stattliche Höhen erreichen.

Ginkgo hilft besonders, wenn das Gedächtnis nachlässt, man sich schlecht konzentrieren kann oder das Lernen schwerfällt. Er ist auch ein hervorragendes Mittel bei Durchblutungsstörungen. Krankheiten, bei denen diese eine Rolle spielen, kann Ginkgo positiv beeinflussen – zum Beispiel Schwindel oder Ohrensausen. Ginkgoblätter verbessern auch die Durchblutung des Gehirns.

Ginkgo vermindert die Neigung zu Thrombosen und hilft bei Kopfschmerzen und Depressionen. Als Radikalfänger verbessert er die Energieversorgung der Zellen.

Die wirksamen Bestandteile des Ginkgos finden sich in den Blättern. Die Wirkstoffe sind wasser- und alkohollöslich, am wirksamsten sind die Extrakte der Pflanze. Ginkgo zählt heute zu den am meisten verwendeten Heilpflanzen der Welt.

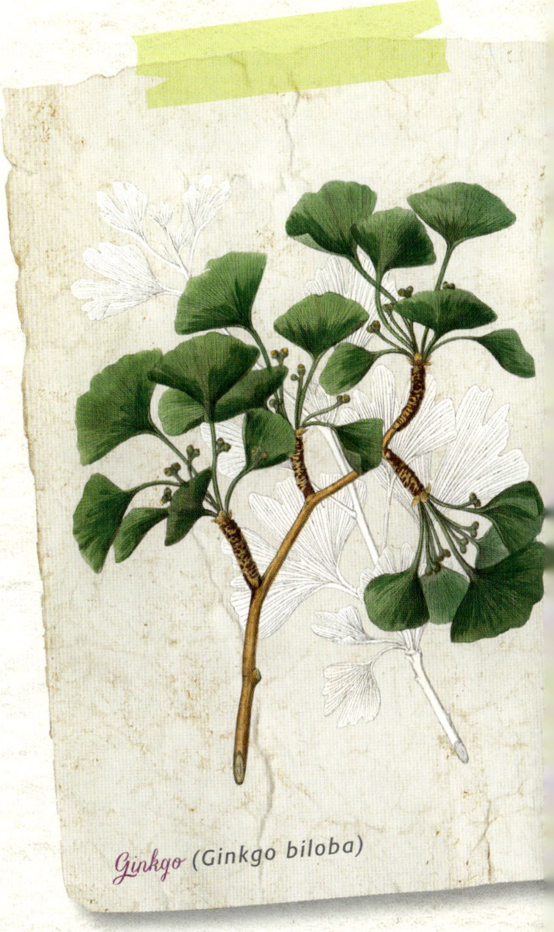
Ginkgo (Ginkgo biloba)

Botanisch gesehen gilt die faszinierende Pflanze als Unikum, die Botanikern das Staunen lehrt: Sie sieht aus wie ein Laubbaum, gehört aber zu den Nadelgehölzen.

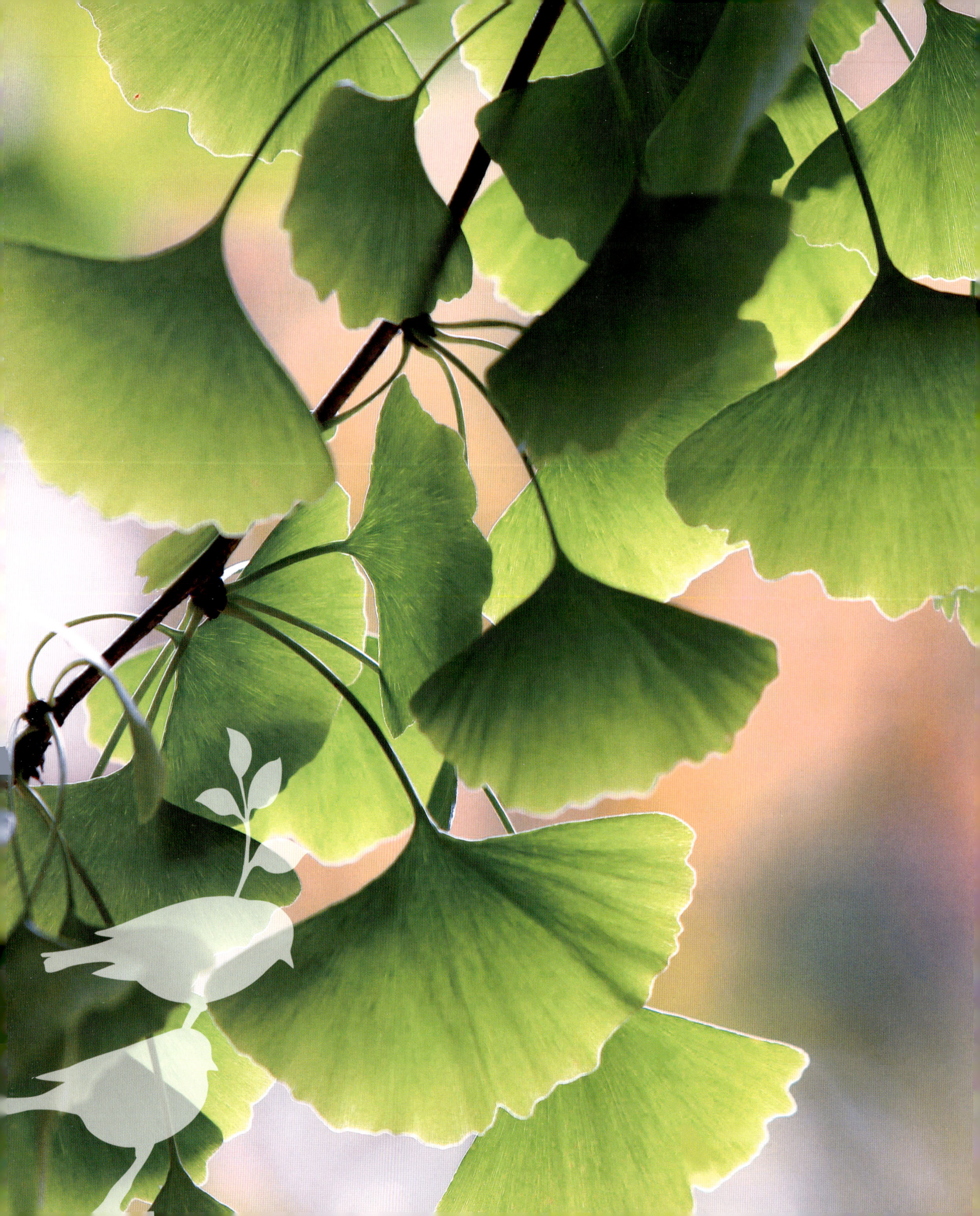

Dieses Baumes Blatt, der von Osten
Meinem Garten anvertraut,
Gibt geheimen Sinn zu kosten,
Wie's den Wissenden erbaut.

Ist es ein lebendig Wesen,
Das sich in sich selbst getrennt?
Sind es zwei, die sich erlesen,
Dass man sie als eines kennt?

Solche Fragen zu erwidern
Fand ich wohl den rechten Sinn.
Fühlst du nicht an meinen Liedern,
Dass ich eins und doppelt bin?

Johann Wolfgang von Goethe (1749–1832)

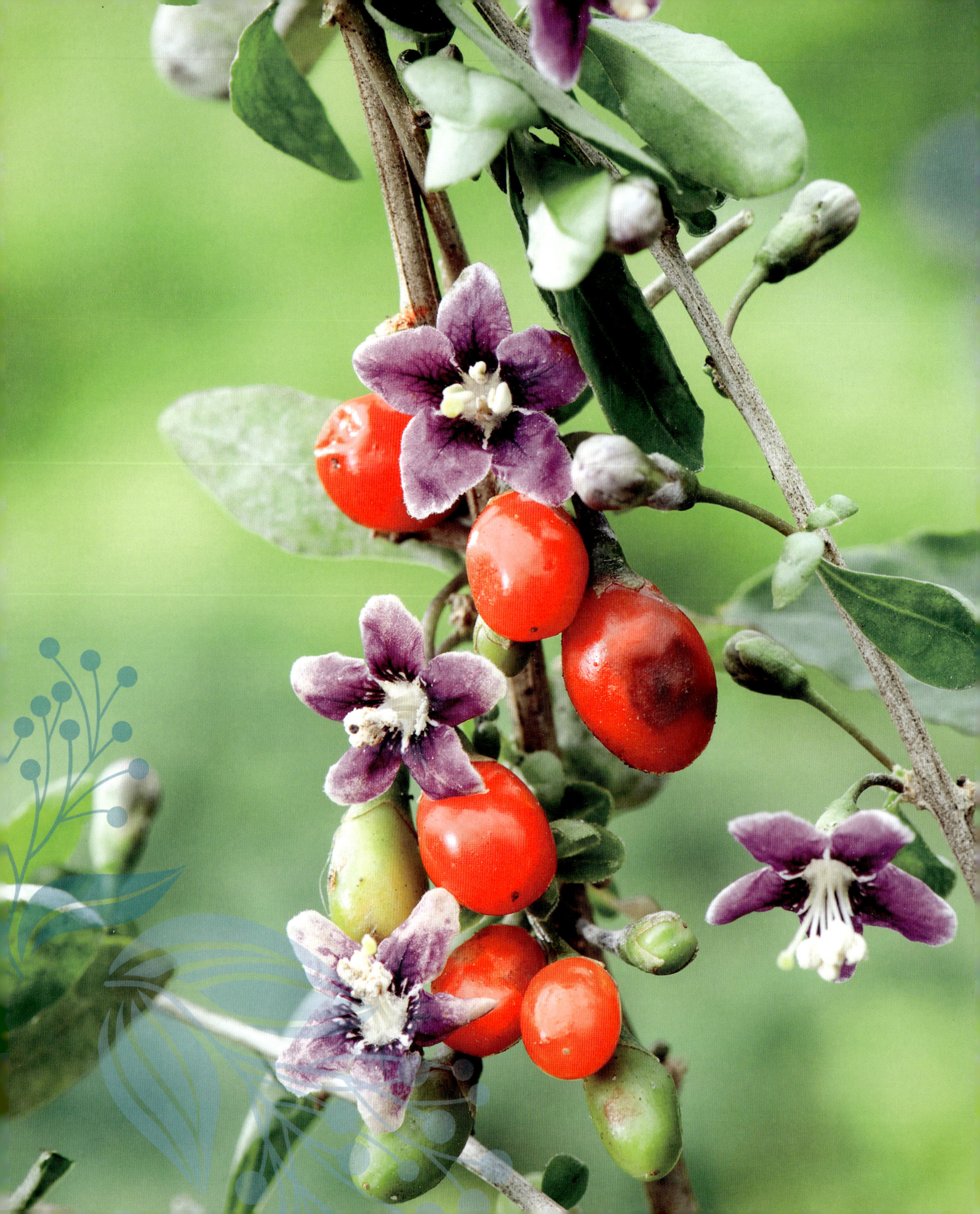

Goji (Lycium chinense)

Der Bocksdorn ist mit seiner als Gojibeere bekannten Frucht in aller Munde. Doch erst seit Popstars wie Michal Jackson und Madonna die Anti-Aging-Wirkung der Gojibeere priesen, schießen Studien über ihre gesundheitlichen Vorzüge und Internetshops wie Pilze aus dem Boden.

Anti-Aging-Beeren

In unserer schnelllebigen und mit Informationen überfrachteten Zeit wundert es nicht, dass auch Pflanzen Modeerscheinungen unterliegen und vom Szeneneuling zum Superfood mutieren, um wieder in die Bedeutungslosigkeit zu versinken. Ein schönes Beispiel hierfür ist der Goji-Strauch. Noch nicht einmal zwanzig Jahre ist es her, da galt die Gojibeere bei uns als giftig. Dabei wurde sie in der traditionellen chinesischen Medizin bereits vor 6000 Jahren wegen ihrer gesundheitsfördernden Eigenschaften geschätzt. Sie attestierten ihr sogar eine lebensverlängernde Wirkung, und in der Tat kann sie den Alterungsprozess verlangsamen. Heute wissen wir, dass die Gojibeere eine der gesündesten Obstsorten ist.

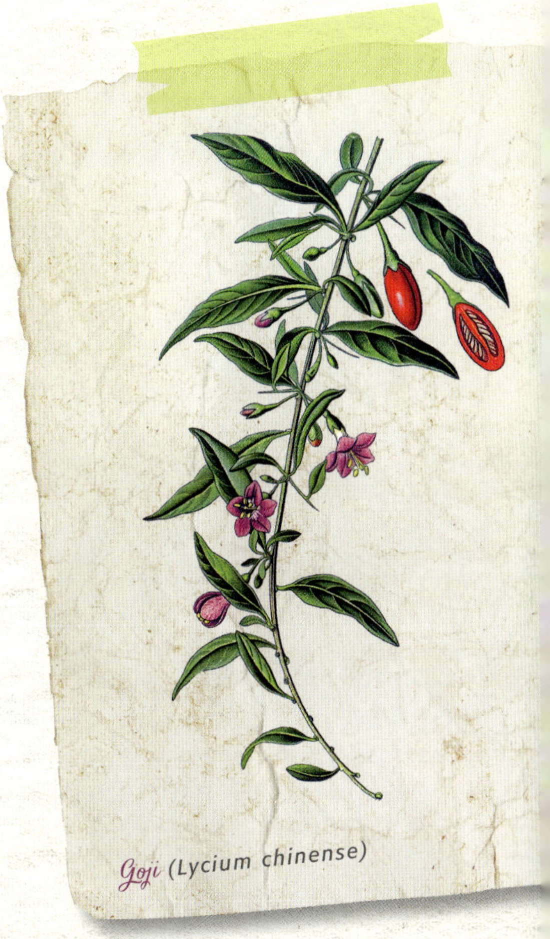

Die gesunden Gojibeeren haben in Asien bereits eine jahrtausendalte Geschichte in der traditionellen Heilkunde.

Wundermittel Goji

Die Liste der heilsamen Eigenschaften des Goji-Strauches ist lang, sehr lang. Sie reicht vom sehr hohen Gehalt an besonders wertvollen Vitaminen und Mineralstoffen über die zellschützende und entgiftende Wirkung, die Verbesserung der Immunabwehr und den Schutz vor Krebserkrankungen bis hin zur entzündungshemmenden Wirkung.

So verführt sie geradezu, als alleine glückselig machendes Wundermittel zu gelten. Aber es gibt keinen Stein der Weisen mit Blick auf die Gesundheit. Keine auch noch so wirksame Heilpflanze ersetzt einen vernünftigen Lebensstil, die den eigenen Bedürfnissen an-gepasste Ernährung und ausreichend Bewegung. Sie ist vielmehr das Tüpfelchen auf dem i und unterstützt die Summe aller Maßnahmen. Und hierfür eignet sich Goji hervorragend. Eine Ergänzung des Speiseplans um die rote Superbeere, besonders für Krebs-patienten, kann auf keinen Fall schädlich sein. Der robuste Bocksdorn wächst an sonnigen Standorten auf jedem durchlässigen Gartenboden. Er kommt sogar mit sehr leichten Sandböden und hohen Salzkonzentrationen zurecht und ist deshalb für die Kultivierung bestens geeignet. Gartensorten wachsen als überhängende Sträucher von gut einem Meter Höhe. Sie eignen sich also auch, wenn wenig Platz vorhanden ist. Da sich der Bocksdorn stark ausbreitet, ist eine Wurzelsperre ratsam.

Grüner Kardamom (Elettaria cardamomum)

Der aromatische Grüne Kardamom gilt als die Königin der Gewürze. Sein Aroma, besonders in Süßspeisen, ist unvergleichlich. Wir kennen ihn am ehesten als Lebkuchengewürz, doch in der indischen und arabischen Küche ist er fast allgegenwärtig und würzt auch Fisch,- Fleisch- und Gemüsespeisen.

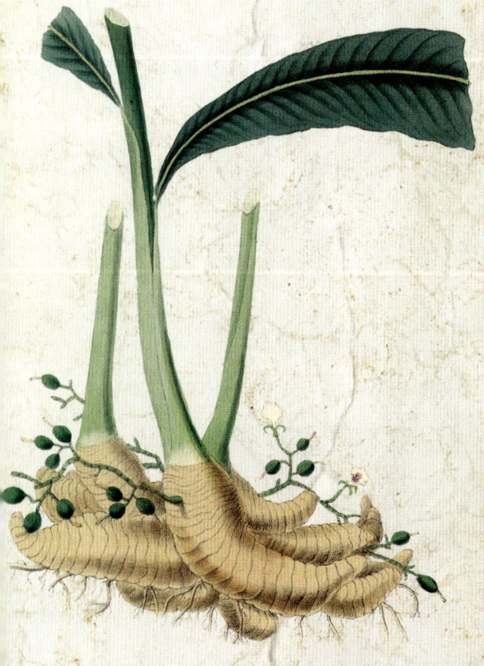

Grüner Kardamom
(Elettaria cardamomum)

Unübertroffenes Aroma

Kardamom ist mit Ingwer und Galgant verwandt, doch im Gegensatz zu den Ingwergewächsen verwendet man seine Samen und nicht das Rhizom zum Würzen. Die Staude mit den Maiglöckchen ähnlichen Blättern stammt aus den tropischen Wäldern Südindiens und Sri Lankas. Sein Aroma ist süßlich und fein und erinnert etwas an Zitrone. Wie seine knolligen Verwandten entfaltet auch Kardamom eine wärmende Wirkung im Magen-Darm-Bereich und fördert die Verdauungstätigkeit.

Die Geschichte des Kardamom ist eng verbunden mit der Geschichte des Gewürzhandels. Malabar, Cochin, Malakka, Ceylon und Molukken – klangvolle Namen aus einer Epoche, als dieser die Welt bestimmte. Für Gewürze führte man Kriege und eroberte die halbe Welt. Tatsächlich wurden Gewürze wie Pfeffer mit Gold aufgewogen und verhalfen europäischen Kaufmannsfamilien, den reichen Pfeffersäcken, zu unfassbarem Reichtum.

In der jahrtausend Jahre alten Lehre des Ayurveda wird Kardamom eine verdauungsfördernde Wirkung zugeschrieben. Er regt die Milz an, stärkt den Magen und hilft zerkaut bei Mundgeruch. Kardamom wirkt lindernd bei Erkältungen, Blähungen, Bauchschmerzen, Bronchitis und Heiserkeit. Auch wird ihm eine antibakterielle und pilzhemmende Wirkung attestiert.

Verwendet werden die Kapseln des Kardamoms, in deren Inneren sich die klebrigen Samen befinden. Die Kapseln werden vor der Verwendung geöffnet oder im Mörser zerstoßen. Sie sind noch aromatischer, wenn sie vor dem Verzehr in einer Pfanne ohne Fett kurz angeröstet werden.

Kaffee mit einem Teelöffel Kardamom gewürzt hilft, das Lustleben ausgesprochen befriedigend zu gestalten. Eine Prise Kardamom macht jeden Kaffee verträglicher.

Im Garten gedeiht Kardamom nur schwer, aber als Zimmerpflanze ist er anspruchslos. Er verträgt sowohl vollen Schatten als auch pralle Sonne und kann sowohl warm wie auch kalt überwintert werden. Die aromatischen Blätter der Pflanze eignen sich gut als Bestandteil von Kräutertee.

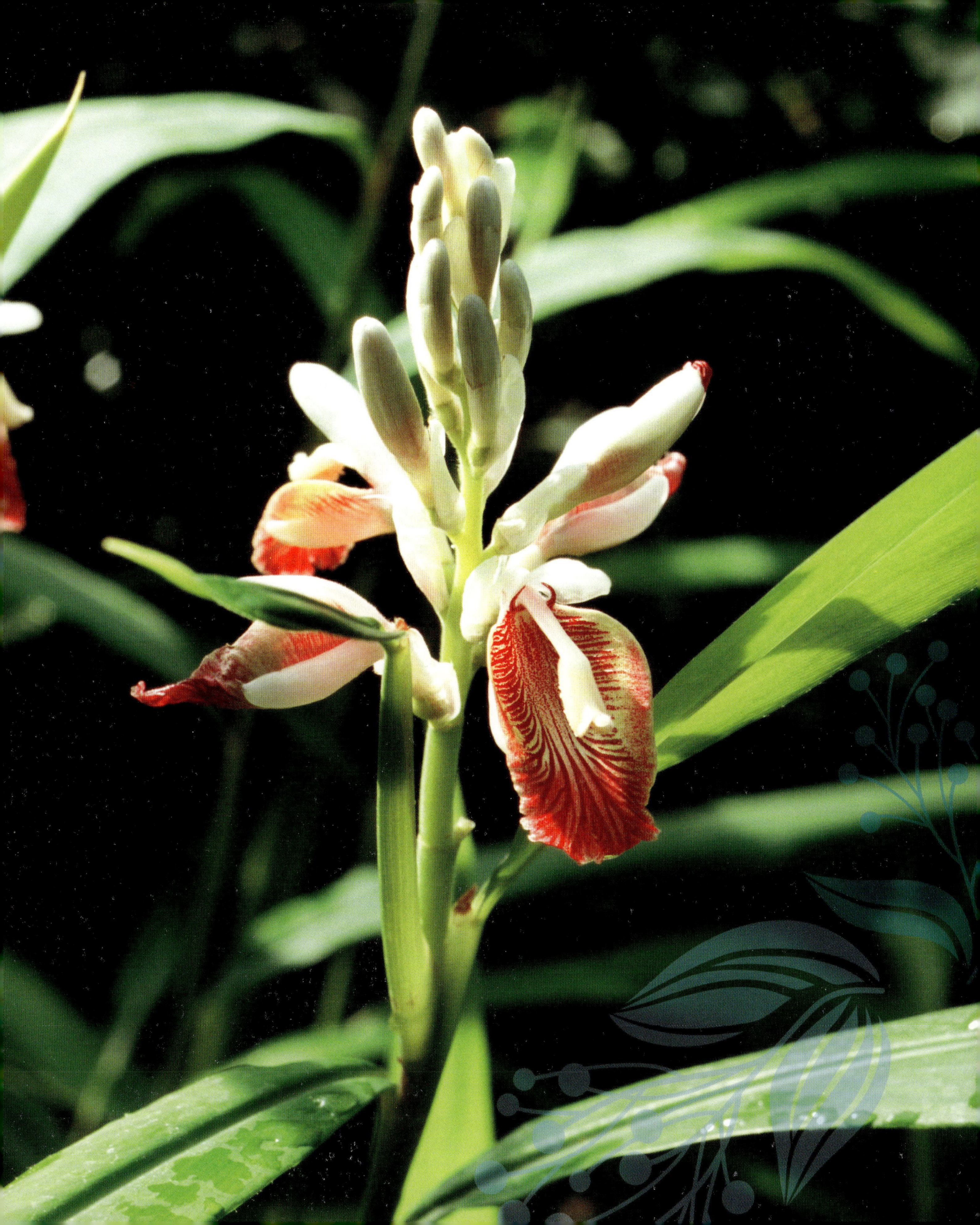

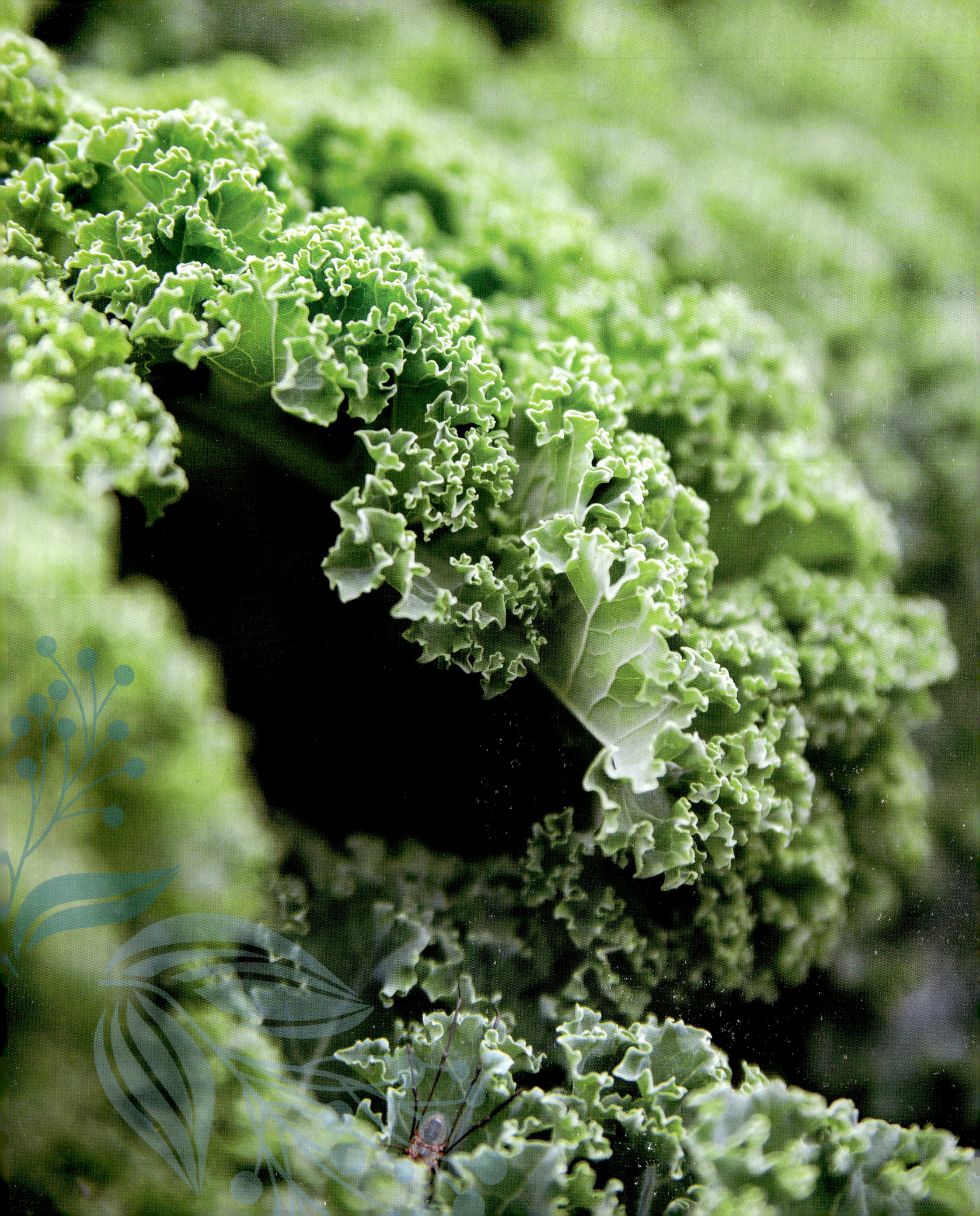

Grünkohl *(Brassica oleracea var. sabellica)*

Grünkohl ist in. Besonders bei Veggie-Fans in den USA. Unser altbekanntes Gemüse ist der Superstar auf dem New Yorker grünen Markt. Hollywood-Größen sind ganz vernarrt in Grünkohl, besonders weil er so viel innere gesunde Werte hat. Aber warum ist er eigentlich so trendy?

Grünkohl polarisiert

Während Grünkohl bei uns nicht überall beliebt ist, ist er in den Vereinigten Staaten, besonders in New York und natürlich Hollywood, gewissermaßen der neue Kaviar und weit entfernt vom Image als deftige Hausmannskost. Die grünen, zähen und gekräuselten Blätter des Trendgemüses genießt man roh als Smoothies oder frittiert als Chips, in feine Streifen geschnitten roh im Salat, serviert mit Zitrone, Serrano-Schinken und Minze, oder garniert mit Pecorino-Käse und Limonen-Dressing. Auch Desserts, Pralinen, Fingerfood, raffinierte Hauptgerichte und Suppen finden sich auf den Speisekarten.

Grünkohl ist eines der gesündesten Gemüse der Welt! Er enthält viele essenzielle Aminosäuren, Folsäure, Provitamin A, die Vitamine C, B, E, K und viele Mineral- und Ballaststoffe, besonders Kalium. 100 Gramm Grünkohl enthalten bis zu 120 mg Vitamin C. Und das alles bei nur 37 kcal pro 100 g. Mit dieser einmaligen Nährstoffzusammensetzung aus antioxidativ wirkenden Vitaminen, Mineralstoffen, Ballaststoffen, Eiweiß und sekundären Pflanzenstoffen ist er eine echte Alternative zu tierischem Eiweiß, was ihm auch den Namen »Rindfleisch unter den Gemüsen« einbrachte.

- **Regelmäßiger Verzehr** von Grünkohl senkt den Cholesterinspiegel, da wirksame Ballaststoffe einen Teil der Gallensäure und damit das schädliche Cholesterin binden.

- **Antioxidanzien** und andere antikarzinogene Komponenten minimieren das Risiko einer Krebserkrankung.

- **Omega-3-Fettsäuren** (Alpha-Linolensäure) und Vitamin K beugen Entzündungen vor. Folsäure ist essenziell und vor allem gut für Gehirn und Nerven.

Grünkohl wird von Mai bis Juni vorkultiviert und nach 3–4 Wochen ausgepflanzt. Der Starkzehrer braucht einen vollsonnigen Standort und nahrhaften Boden, optimal ist lehmig-humose Erde mit guter Wasserhaltekraft.

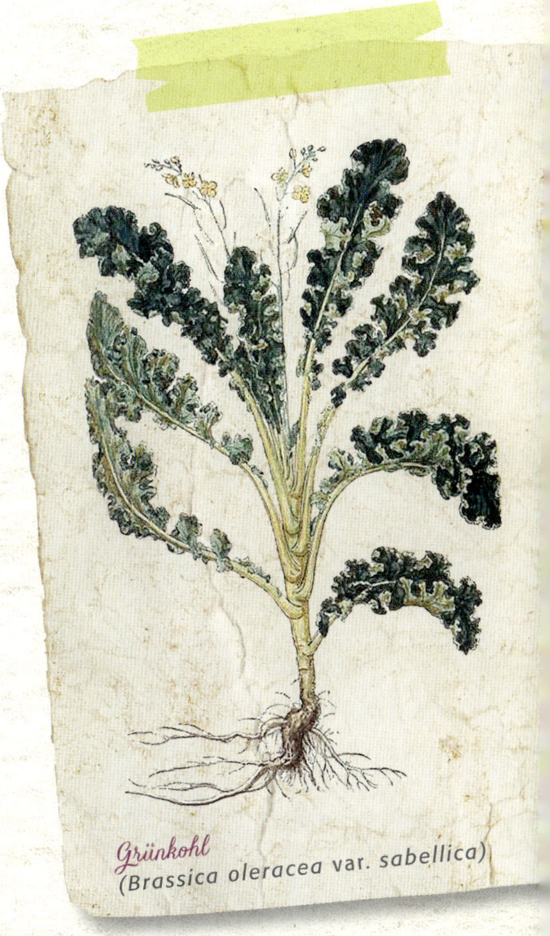

Fallen die Temperaturen unter 10 Grad, wandelt sich die Stärke in den Kohlblättern in Zucker um und es bildet sich der typisch würzig-süßliche Geschmack.

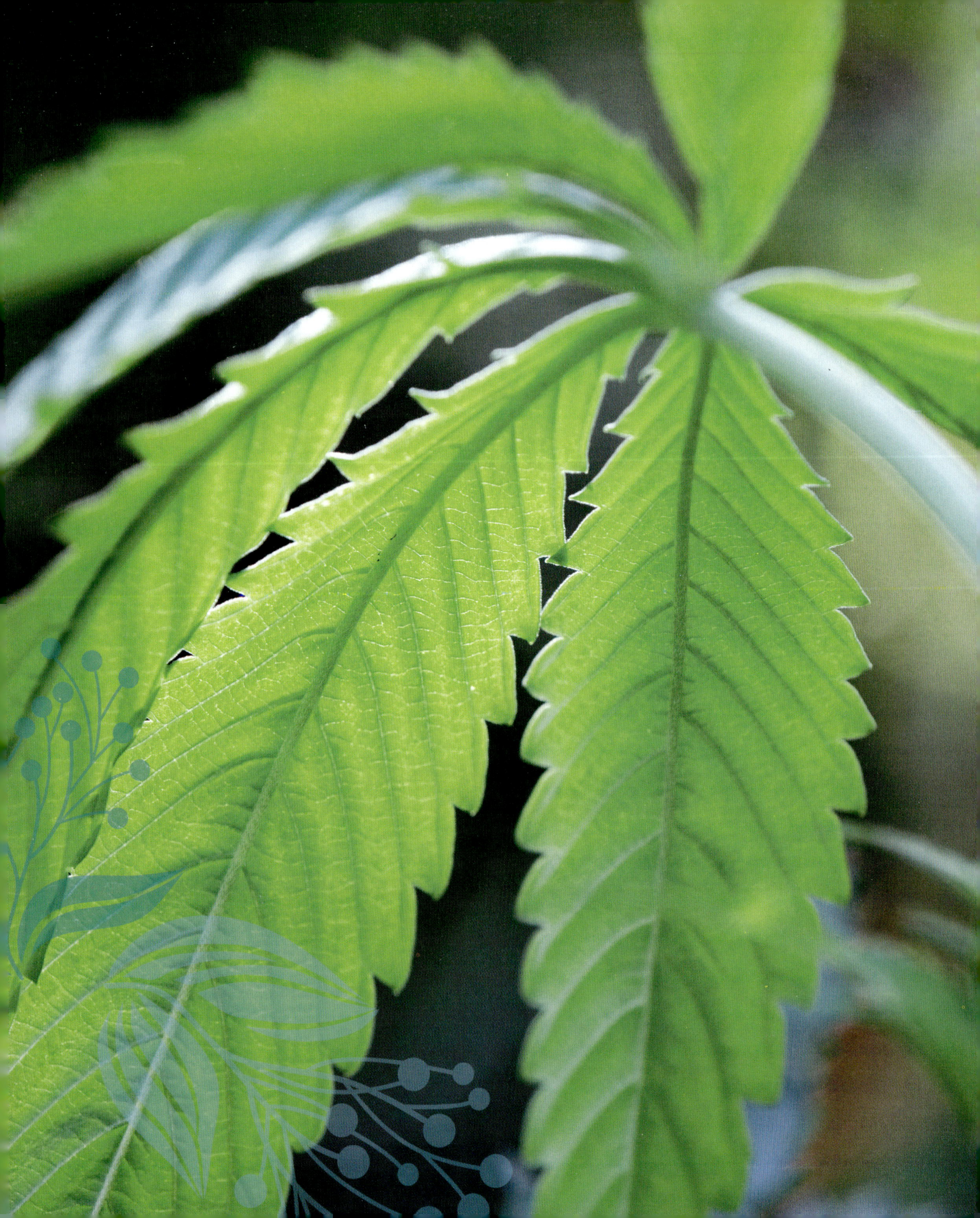

Hanf (Cannabis sativa)

Hanf ist eine der ältesten Kulturpflanzen der Welt, man findet ihn als Grabbeigabe in über 5000 Jahre alten Gräbern. Im Gartencenter werden Sie ihn trotzdem vergeblich suchen. Hanf steht auf der Liste der verbotenen Betäubungsmittel. Trotzdem überwiegen seine nützlichen Aspekte bei Weitem.

Legal oder illegal?

Bei der Diskussion, ob der Anbau von Hanf legalisiert werden soll oder nicht, erhitzen und scheiden sich die Gemüter. Erst in jüngster Zeit haben Politiker der Grünen einen neuen Vorstoß gemacht und verkündet, dass die Pflanze bis zum Jahr 2017 legalisiert und der Anbau damit möglich sei. Auch die Möglichkeiten, Cannabis als Medikament einzusetzen, sollen verbessert werden, hat die Drogenbeauftragte der Bundesregierung zumindest angekündigt. In der Tat ist es schwer nachvollziehbar, dass es in Deutschland (noch) streng verboten ist, Hanfpflanzen zu ziehen, während kein Hahn danach kräht, wenn Sie in Ihrem Garten Schlafmohn, Aztekensalbei, Tollkirsche, Stechapfel, Engelstrompeten und Bilsenkraut pflegen. Lauter »grüne Drogen« mit halluzinogenen Inhaltsstoffen. Auch der Fliegenpilz gehört dazu. Sein Verzehr oder Besitz ist nicht verboten, es wird lediglich davon abgeraten.

- **Der Hanfanbau** ist in Deutschland grundsätzlich genehmigungspflichtig. Eine Ausnahme gilt nur für einige THC-freie Industriehanfsorten, die unter bestimmten Bedingungen von Landwirten genehmigungsfrei angebaut werden dürfen.

- **Nach dem Willen** der Schweizer Regierung soll immerhin künftig der Anbau geringer Mengen von Cannabis nicht länger verfolgt werden. Auch Belgien will gegen den Eigenanbau nicht mehr einschreiten, solange kein problematischer Konsum vorliegt. Man darf gespannt sein.

- **Hanföl** ist ein Mittel zur Pflege von Narben und hilft bei etlichen Hauterkrankungen. In der Traditionellen Chinesischen Medizin wird Hanf bei Schlafstörungen, Kopfschmerzen, Menstruationsproblemen, Husten und Schmerzzuständen verordnet.

Bei übermäßigem Hanfkonsum leidet das Gedächtnis, die Bewegungsabläufe werden unkoordiniert und die Reaktionsfähigkeit eingeschränkt, außerdem kommt es zu Blutdruckabfall und Herzklopfen.

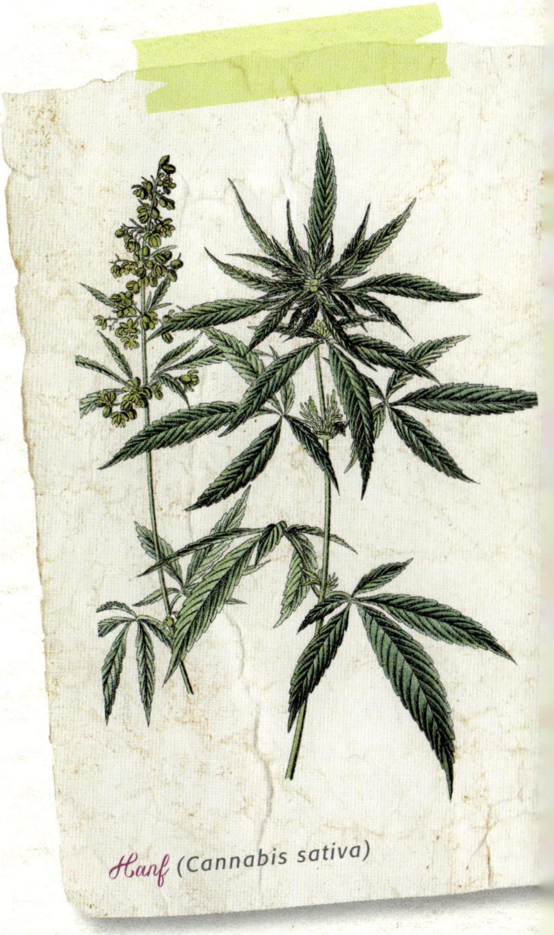

Hanf und der für das Brauen von Bier unverzichtbare Hopfen sind Verwandte und beide Mitglieder der Familie der Hanfgewächse (Cannabaceae).

Wunderpflanze Hanf

Einer altindischen Legende zufolge war Hanf ein Geschenk des Gottes Shiva an die Menschen, damit sie sich am »Heiligen Kraut der Ekstase« erfreuen könnten. Hanfsamen in 5000 Jahre alten Grabhügeln in Sibirien zeugen von der frühen Bedeutung dieser Pflanze. Seit über 10.000 Jahren macht sich der Mensch die Hanfpflanze zunutze.

In der Geschichte der Menschheit waren Cannabisprodukte zumeist legal und Bestandteil vieler medizinischer Tinkturen und Extrakte – auch in Deutschland. Vor allem die heilkräftige Wirkweise des Hanfs ist bekannt und mittlerweile Gegenstand zahlreicher Forschungen.

Gesund und nützlich

In der richtigen Dosis kommt Hanf in der Schmerztherapie zum Einsatz. Er wirkt schmerzhemmend, krampflösend, entspannend, antibiotisch und stimmungsaufhellend. Verantwortlich dafür sind Cannabinoide, der Hauptwirkstoff ist Tetrahydrocannabinol, kurz THC.

Hanf gilt als Aufbaumittel nach Erkrankungen und dient der Regeneration des allgemeinen Wohlbefindens. Bei Krebspatienten lindert er die Nebenwirkungen der Chemotherapie. Auch beherbergt er ein hohes Potenzial zur Behandlung von Tumoren. In der Thera-

Powerfood

Das in den Samen enthaltene Hanfprotein beinhaltet alle für den Menschen essenziellen Aminosäuren. Es ist überdies reich an verzweigtkettigen Aminosäuren (BCAA), die besonders für den Aufbau der Muskeln nötig sind. Hanfprotein ist so wertvoll, dass wir uns wochenlang lang ausschließlich davon ernähren könnten. Doch damit nicht genug. Hanf enthält von allen Pflanzen den höchsten Gehalt an essentiellen Fettsäuren und reichlich Mineralstoffe und Vitamine. Das ist besonders interessant für Menschen mit Störungen des Fettstoffwechsels, bereits wenige Gramm der Hanfsamen pro Tag führen zu einer Besserung der Beschwerden.

pie von AIDS- und Multiple-Sklerose-Patienten ist Hanf ebenfalls hilfreich. Nicht zuletzt ist er ein effektives Mittel gegen den grünen Star (Glaukom) – ohne Nebenwirkungen. Er senkt Fieber, hemmt Entzündungen, lindert Kopfschmerzen und Migräne.

Aber Hanf hat noch einige andere sehr nützliche Eigenschaften als Rohstoff. Aus Hanffasern stellt man Stoffe, Kleidung, Schuhe und Taschen her. Im 13. Jahrhundert war Hanf der wichtigste Rohstoff für die Papierproduktion. Gutenberg druckte 1455 seine berühmte Bibel auf Hanfpapier. Hanfseile und Segeltuch aus Hanf waren in der Schifffahrt wichtig, da die Faser sehr widerstandsfähig gegenüber Salzwasser ist und weniger Wasser aufnimmt als beispielsweise Baumwolle. Und so mancher Krieg wäre vielleicht nicht geführt worden, wenn es Hanf nicht gegeben hätte. Ohne die robuste und widerstandsfähige Hanffaser, die enorme Zugkräfte aushält, wären mittelalterliche Waffen wie etwa der Langbogen nämlich undenkbar gewesen. Aber auch in der Neuzeit ist Hanf ein interessanter nachwachsender Rohstoff: Hanfverbundstoffe eignen sich als Ersatz für die bei Autoverkleidungen verwendeten Glasfasern. Der »Lotus Eco Elise« war das erste straßentaugliche, primär aus Hanfmaterialien hergestellte Auto.

Marihuana ist die Bezeichnung für die getrockneten Blütenstände der weiblichen Pflanze. Beim Rauchen setzen die in ihnen enthaltenen Terpene den typischen süßlichen Geruch frei. Haschisch ist das gepresste Harz. Besonders hochwertiges Haschisch wird aus dem Harz der Blüten gewonnen.

Hanfsamen gibt es im Reformhaus oder auch bei Anbietern im Internet. Sie stammen vom Nutzhanf, der keine berauschenden Wirkstoffe enthält.

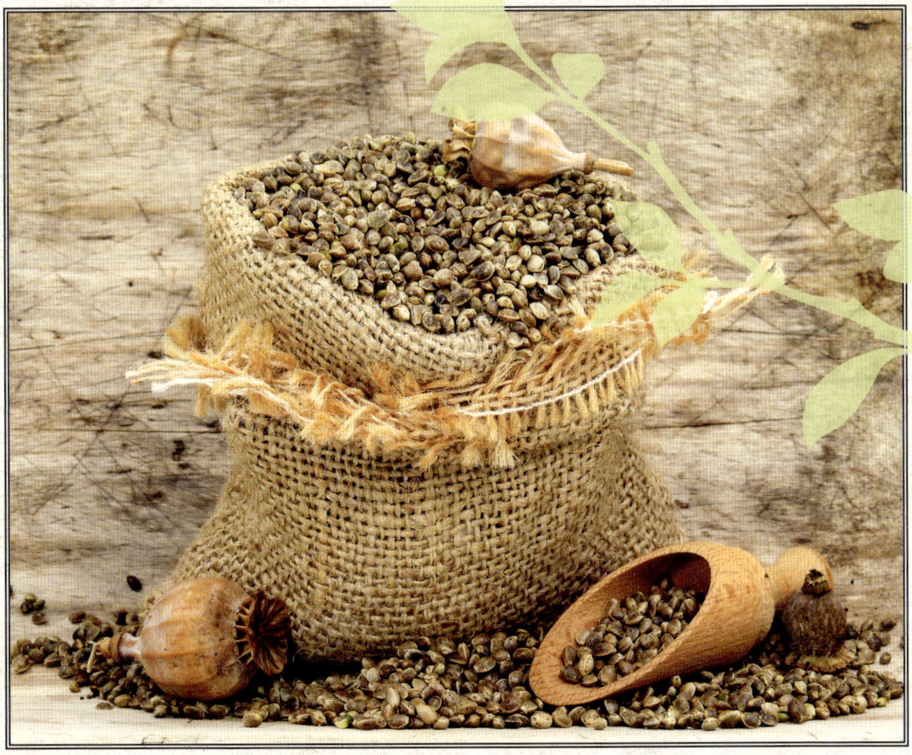

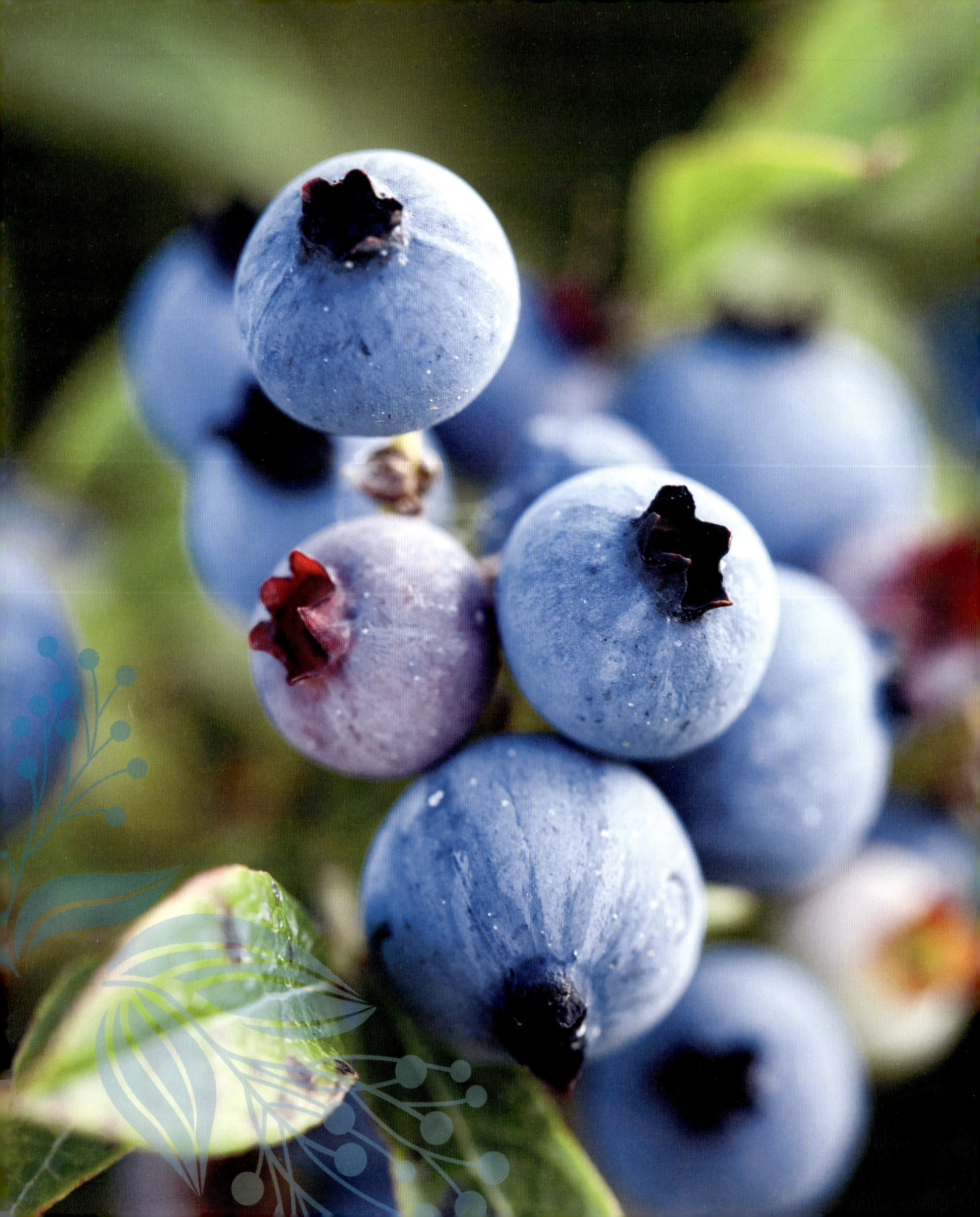

Heidelbeere (Vaccinium myrtillus)

Heidelbeeren haben es in sich. Sie zählen zu den gesündesten Lebensmitteln der Welt, schon drei Portionen pro Woche sollen laut einer US-Studie genügen, das Herzinfarktrisiko deutlich zu senken. Doch es steckt noch eine ganze Menge mehr in den Beeren.

Hochgenuss pur

Im Wald Heidelbeeren zu pflücken, das war immer ein großer Spaß für uns Kinder. Finger, Zunge und Zähne schwarz gefärbt, brachten wir stolz unsere Ernte heim, wo sie gleich zu köstlichen Kuchen, Gelees und Saft verarbeitet wurde. Heute hat kaum noch jemand Zeit, für das etwas mühsame Sammeln in den Wald zu gehen. Es gibt gezüchtete Gartensorten für das Beet und für den Kübel, die sogar nicht mehr die Zähne färben. So kann man bequem vor der eigenen Haustüre nach Lust und Laune naschen, ohne sich selber zu verraten. Übrigens geht die tiefblaue Farbe auf Lippen und Zähnen, die durch die Heidelbeernascherei hervorgerufen wird, mit Zitronensaft wieder weg.

Viele gute Gründe, um täglich Heidelbeeren zu essen:

- **Heidelbeeren** sollen keimhemmend und bakterizid wirken, außerdem fungizid, entzündungshemmend und austrocknend.

- **Anthocyanoside** schützen die Blutgefäße vor Ablagerungen und beugen damit Arteriosklerose vor. Allgemein ist das Risiko einer Herz-Kreislauf-Erkrankung und von Schlaganfällen gesenkt, weil die Elastizität der Arterienwände erhöht wird.

- **Anthocyanin** verbessert Gedächtnis und Gehirnleistung und kann vor dem Verlust von Gehirnzellen schützen. Es mindert das Risiko, an »Alzheimer« zu erkranken.

- Heidelbeeren wirken schützend im **Verdauungstrakt,** da sie freie Radikale abfangen, von denen einige Krebs verursachen können. Sie spielen also eine wichtige Rolle bei der Darmkrebsprävention.

- Heidelbeeren schützen die **Netzhaut** nachweislich vor Schäden durch Sonnenlicht und Sauerstoff. Auch bei Nachtblindheit wird der Verzehr von rohen Heidelbeeren empfohlen.

- Heidelbeeren zeigen eine positive Wirkung auf den **Blutzucker,** sogar bei Diabetikern. Außerdem schützen sie Nervenzellen vor Schädigung durch freie Radikale.

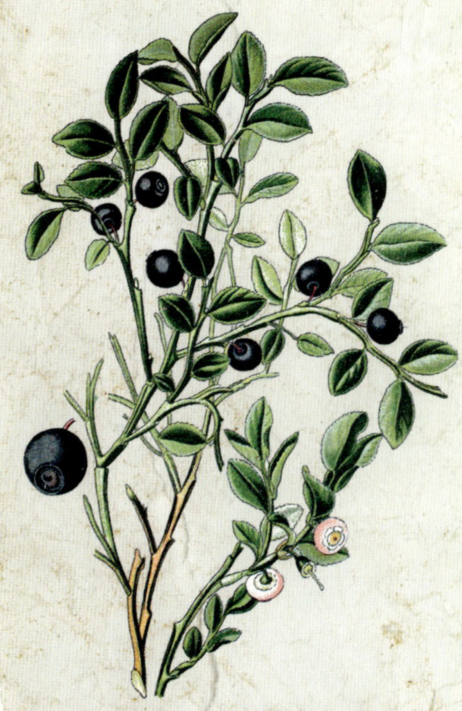

Heidelbeere (Vaccinium myrtillus)

Heidelbeeren wachsen als kleine Halbsträucher. Sie werden bis zu 50 Zentimeter hoch, blühen von Mai bis Juni und tragen im Herbst ihre wohlschmeckenden Früchte.

Kulturheidelbeeren für den Garten sind doppelt bis mehrfach so groß wie die echte Heidelbeere, schmecken aber weit weniger aromatisch als die Wildfrüchte. Und nicht nur das: Studien ergaben eindeutig, dass Heidelbeeren aus konventionellem Anbau einen deutlich geringeren Anteil an wirksamen Antioxidanzien haben als solche aus organischem Anbau.

Heidelbeeren in Garten und Küche

Heidelbeeren wachsen in feuchtem und vor allem saurem Boden. Geben Sie immer nur kalkarmes Wasser, denn die Halbsträucher wollen saure Bodenverhältnisse, unter einem pH-Wert von 5. Gedüngt wird am besten mit Rhododendrondünger aus dem Fachhandel entsprechend der Gebrauchsanweisung. Erntezeit ist von Juli bis September. Der Strauch kann bis zu 30 Jahre alt werden.

Die Vorratshaltung und Konservierung von Heidelbeeren geht problemlos, denn sie können bedenkenlos eingefroren werden. Studien zeigen, dass auch nach sechs Monaten Tiefkühllagerung gefrorene Heidelbeeren genauso nahrhaft sind wie frische. Die Konzentration an Antioxidanzien der gefrorenen Beeren war sogar höher als der von frischen. Das kommt daher, dass die beim Einfrieren gebildeten Eiskristalle die Struktur des Pflanzengewebes aufbrechen und dadurch die Verfügbarkeit der Anthocyanine erhöhen.

Magische und heilkräftige Heidelbeere

Zu Zeiten der Hexenverfolgungen wurden der Heidelbeere magische Kräfte zugesprochen. So sollten Heidelbeeren Verhexungen auflösen und Schutz gewähren. Fielen beim Pflücken Beeren auf die Erde, so blieben sie für die »Armen Seelen« oder auch für Zwerge liegen, denn die Heidelbeersträucher sollten einem Mythos zufolge deren Höhleneingänge verdecken.

Um die wahre Heilwirkung der Heidelbeere wusste auch Hildegard von Bingen, die sie vor allem bei Menstruationsbeschwerden empfahl.

Neben dem Einfrieren und Einkochen ist das Trocknen noch eine gute Möglichkeit, Heidelbeeren zu konservieren. Dazu werden die reifen Beeren nach gründlichem Waschen für 1-2 Sekungen in heißes Wasser getaucht und dann zum Trocknen an einen warmen und luftigen Platz gelegt. Sobald die Beeren hart sind, ist der Trocknungsvorgang abgeschlossen.

Heidelbeeren zählen zu der Gruppe von Super- und Powerfood, denn sie sind gesund - ohne Zweifel. Allerdings nur dann, wenn man sich auch ansonsten gesund ernährt und einen vernünftigen Lebensstil pflegt. In keinem Fall kann man als Liebhaber von Fettigem, Süßem, Alkohol, Nikotin, viel rotem Fleisch und noch mehr Fastfood sein Gesundheitsgewissen mit einem Gläschen Beerensaft reinwaschen.

Heidelbeeren sind reich an Pektinen, die Flüssigkeit im Darm binden und bei Durchfall helfen. Pektine binden aber auch freie schädliche Radikale. Der Alterungsprozess wird verlangsamt. Ihre Fähigkeit, freie Radikale auszuschalten, schützt uns allgemein vor alltäglichen Belastungen durch Pestizide, Sonneneinstrahlung und Schwermetallen.

Heidelbeeren zeigen eine positive Wirkung auf den Blutzucker, sogar bei Diabetikern. Dosiert verabreicht helfen sie die Blutzuckerregulierung deutlich zu verbessern.

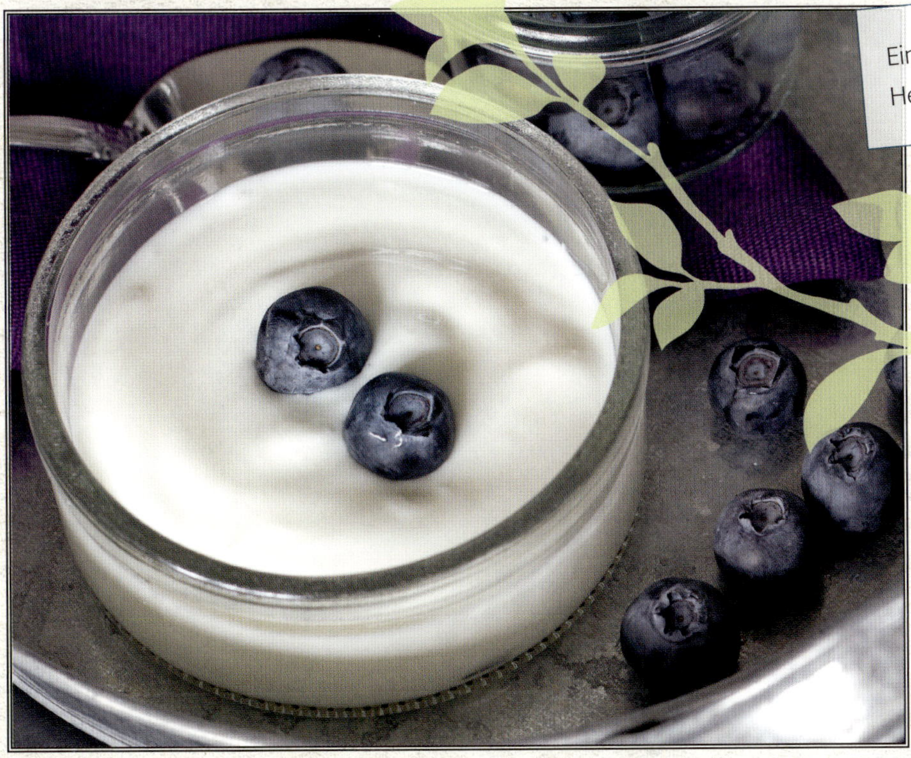

Eine gesunde und leckere Kombination: Heidelbeeren im Quark oder Joghurt.

Holunder (Sambucus nigra)

Der in ganz Europa heimische Schwarze Holunder steht seit alters in hohen Ehren. Er ist ein Begleiter des Menschen und erscheint in ländlichen Gegenden auf geheimnisvolle Weise immer wieder in der Nähe von Häusern und Gemäuern, wo er sehr rasch zu einem stattlichen Strauch heranwächst.

Der Wunderstrauch

Der eigentümliche Geruch des Holunderstrauchs ist eine meiner intensivsten Kindheitserinnerungen. Gegenüber vom Haus meiner Großeltern befand sich ein kleiner Wald, der fast ausschließlich aus stattlichen Holundersträuchern bestand. Mein Großvater nahm mich regelmäßig dorthin mit und ich schaute staunend zu, wie er das weiße Mark aus den jungen Ästen herausschälte und dann aus ihnen kleine Pfeifen und Flöten schnitzte. In meiner Fantasie stellte ich mir immer vor, wie aus dem Mark Filter für Zigaretten gemacht wurden. Erst viele Jahre später erfuhr ich, dass sich der lateinische Artname *sambucus* vom lateinischen *sambuca* (= Flöte der Hirten) ableitet, aber auch, dass die beliebten Pfeifchen Blausäure enthalten und eigentlich nicht für den Dauergebrauch geeignet sind. Erwachsen werden bedeutet nun einmal Fantasien und auch Illusionen verlieren. Viel von der Unbekümmertheit des Kindes geht im Leben verloren. Auch die Fähigkeit des Staunens. Und irgendwann sind unsere Bäume und Sträucher bestenfalls noch eine grüne Kulisse, vor der wir unachtsam vorbeilaufen. Die Verbindung zur Natur und zu ihren Geheimnissen geht uns abhanden und was bleibt, ist eine technisierte Umwelt, die keinen Raum mehr lässt für das Staunen und für Fantasie.

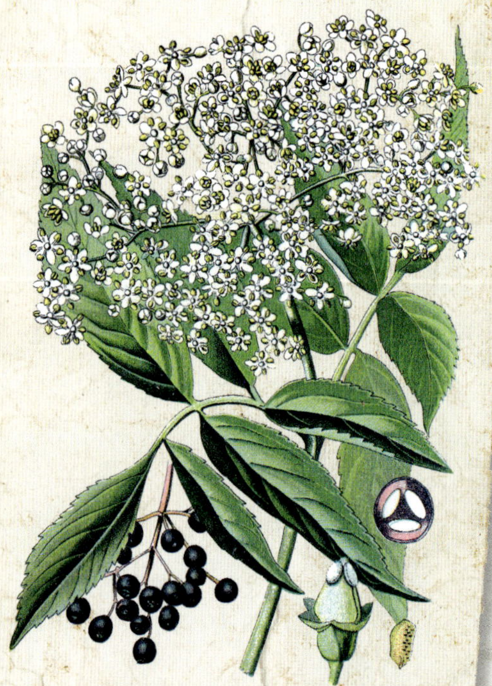

Holunder (Sambucus nigra)

In der Antike fertigte man aus den Wurzeln einen Sud, die Rinde ergab ein Abführmittel, die Blätter halfen bei Hauterkrankungen, aus den Beeren wurde Haarfärbemittel.

Zum Innehalten und Träumen

Und gerade der unscheinbar aussehende Strauch mit dem eigentümlichen Geruch ist es wert, einen Moment innezuhalten und ihn einmal ganz bewusst und respektvoll anzuschauen, den Geruch in sich aufzunehmen und sich in Dankbarkeit in den Strauch »hineinzufühlen«, der unseren Vorfahren als heilig galt. Um den Holunderstrauch ranken sich zahlreiche Mythen und Märchen und immer wieder wird die Nähe des Strauches zu den Menschen und deren Behausungen erwähnt. So glaubte man, dass auch der Holunder eingehe, wenn die Menschen ihre Häuser verließen.

Wohl jeder kennt das Märchen der gütigen Frau Holle, die ihre Daunenkissen ausschüttelt und dabei den Schnee auf die Erde rieseln lässt. Aber was hat Frau Holle mit dem Holunder zu tun?

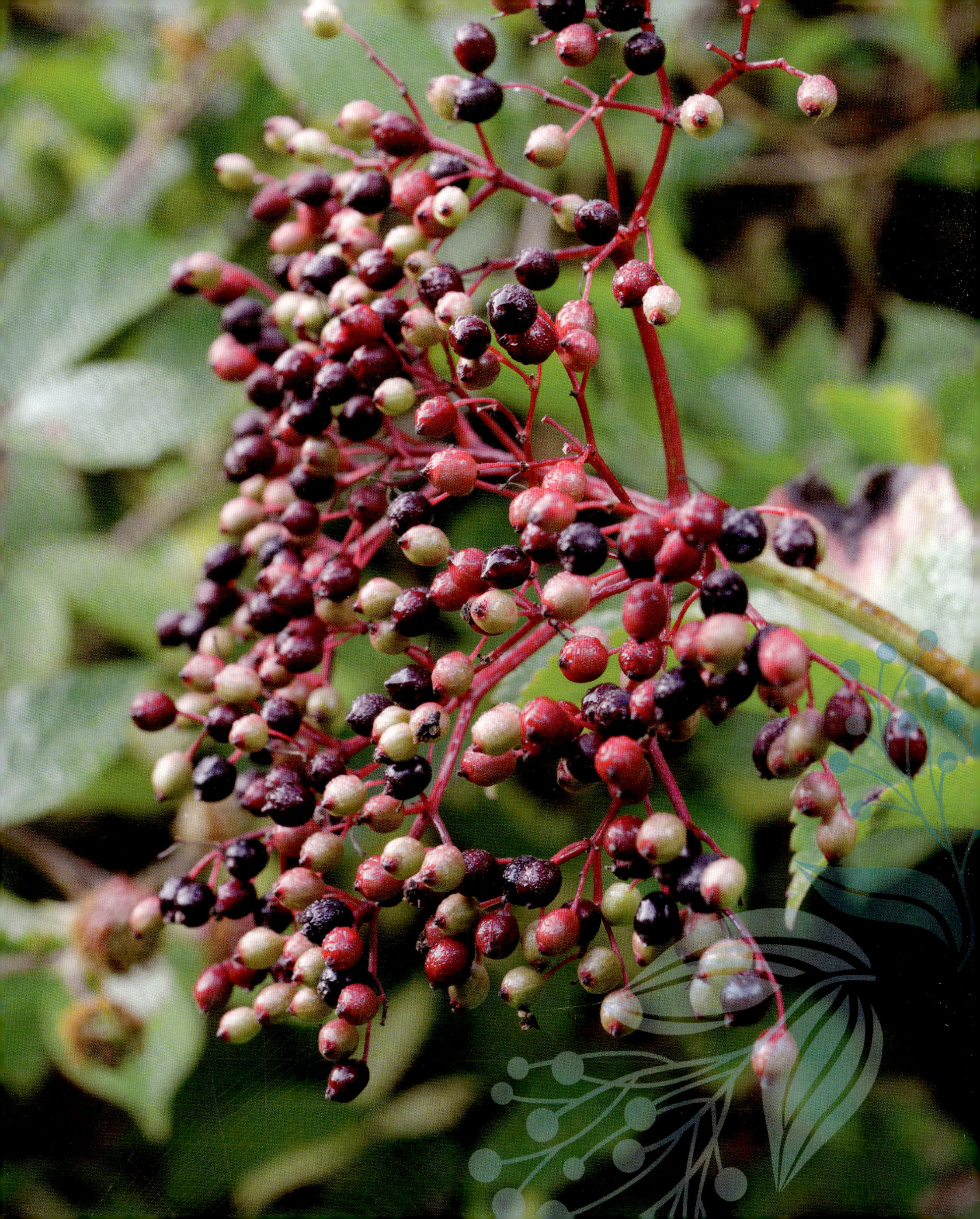

Nun, in beiden steckt der Name der Holda, einer seit Urzeiten verehrten Muttergottheit, die das Leben von Pflanzen und Tieren beschützte und den Menschen vor Krankheiten heilen konnte.

Der robuste Strauch wächst fast überall, sogar auf kalkhaltigen Böden und im Halbschatten. Für den Garten gibt es rotblättrige Sorten wie 'Black Beauty' oder 'Black Lace'.

Und wirklich hat es der Holunder in sich und wird auch als »Unseres lieben Herrgotts Apotheke« bezeichnet. Aus allen seinen Teilen, den Blüten, Blättern, der Rinde und den Früchten, kann man heilsame Substanzen gewinnen. Überall findet man ihn auch heute noch als Hausbaum, vor dem unsere Vorfahren voller Respekt den Hut zogen.

Den alten Germanen war es verboten, ihn abzuhauen, galt er doch als Wohnsitz der Göttin und Eingang zur Unterwelt. Frauen trugen ihre Neugeborenen zum Holunder, damit er sie segne, und sie brachten ihm Geschenke dar. Man sagte ihm aber auch nach, dass er auf drohendes Unheil aufmerksam machen konnte. Der Tod stand angeblich vor der Haustüre, wenn er nach der eigentlichen Blütezeit noch einmal aufblühte.

Aromen und Duftnoten

Anfang Juni entfaltet der Holunder seine weißen Blütenrispen. Nach dem phänologischen Kalender ist das ein Zeichen für den Beginn des Frühsommers. Das eigentümliche Aroma der Holunderblüten ist nicht jedermanns Sache, besonders am Abend verströmt der

Wirkkräftiger Holunder

Schon im Mittelalter war Holunder ein populäres Heilmittel. Die Rinde soll bei Rheumatismus, Gicht und Wassersucht helfen. Vor allem werden mit ihrer Hilfe die Nieren angeregt, da das in ihnen enthaltene Rutin den Kreislauf aktiviert und für eine bessere Durchblutung der Kapillaren sorgt.

Ein Tee aus den Blüten hilft bei grippalen Infekten, Erkältungen und Bronchitis. Eine Frühjahrskur mit Tee aus frischen Holunderblättern wurde schon vom Wasserpfarrer Kneipp empfohlen, um Rekonvaleszenten wieder auf die Füße zu helfen. Die frischen Blätter, Blüten wie auch die Rinde wirken stark schweiß- und harntreibend.

Strauch dann einen intensiven süßlichen Geruch mit einem eigenartigen Beigeschmack. Dies hat aber durchaus seine Ordnung, da Holunder von Fliegen bestäubt wird, die genau von diesem Geruch angezogen werden. Aus den Blüten können Sirup, Hollerküchlein und noch viel mehr zubereitet werden.

Ein weiteres kulinarisches Highlight des Jahres sind die Holunderbeeren. Sie werden im frühen Herbst gesammelt, dürfen aber nicht roh gegessen werden, denn die Kerne enthalten Sambunigrin und der ruft Übelkeit und Durchfall hervor. Auf alle Fälle giftig sind die unreifen grünen Beeren sowie alle anderen grünen Bestandteile wie Blätter und Stiele! Gekocht in Form von Kompott, Gelee und Saft, sind die Beeren dagegen sehr bekömmlich und gesund obendrein, da sie voller Vitamin C und Mineralstoffe sind und außerdem noch Eisen und Zink sowie wertvolle ätherische Öle enthalten. Also wollen wir uns nicht den Appetit verderben lassen. Wie gesagt, das rechte Maß macht's. Wie stand schon über dem Orakel von Delphi geschrieben: »Von nichts zu viel.«

Holundersaft aus den Früchten hilft sehr gut bei allerlei Erkältungskrankheiten, nicht zuletzt wegen des hohen Gehalts an Vitamin C.

Heißer Holunderbeersaft ist im Herbst und Winter ein wunderbar wärmendes Getränk, das nicht nur bei Erkältung, sondern auch vorbeugend getrunken werden darf.

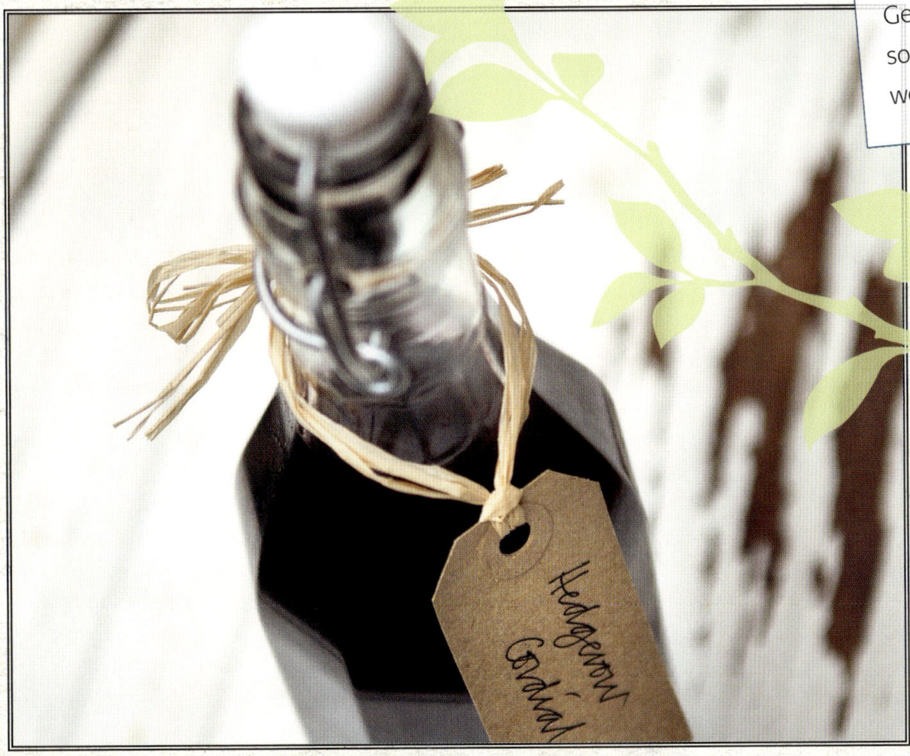

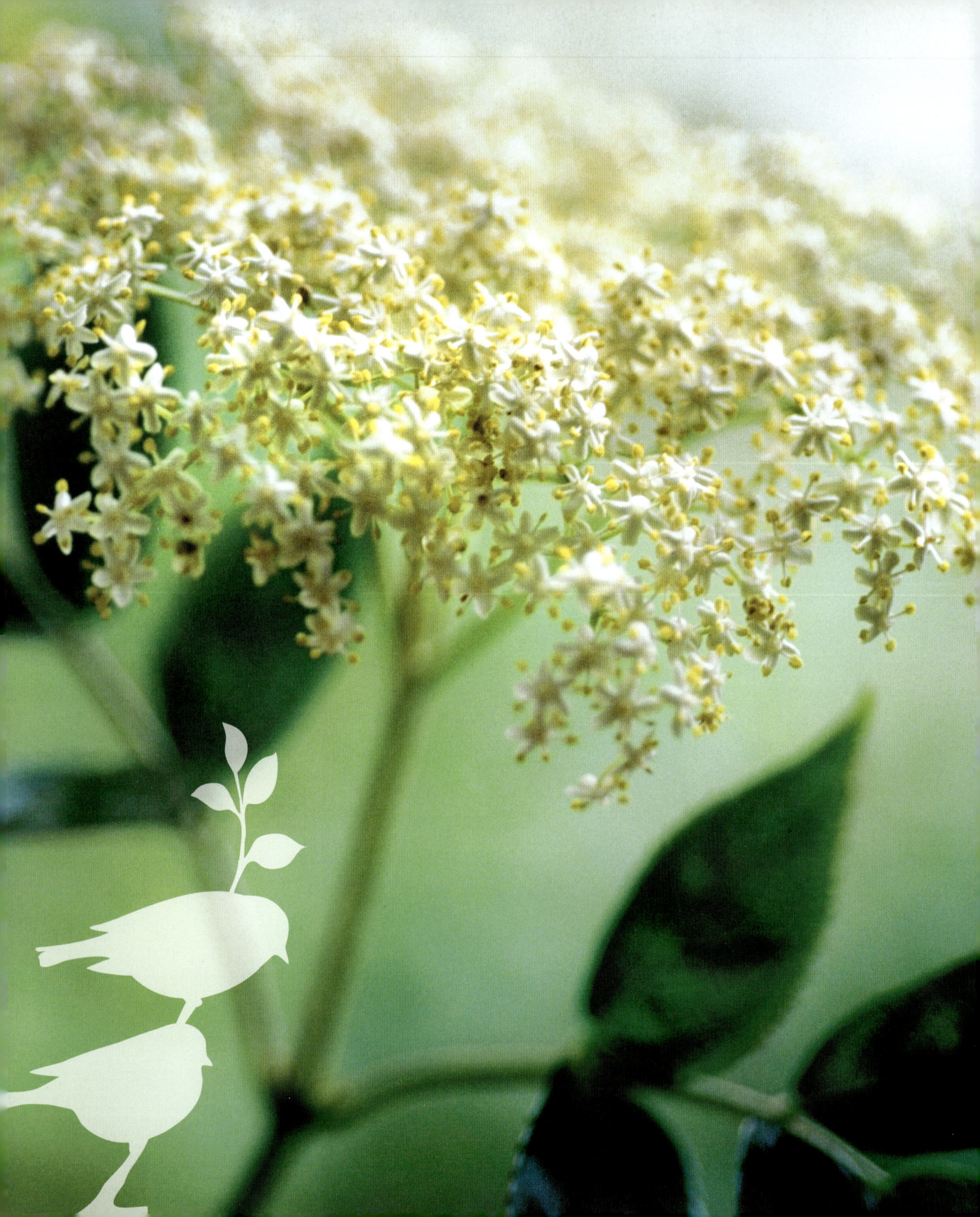

Respektiere die Pflanzen.
Nimm mit der Pflanze
Kontakt auf
und bitte vor der Ernte
um Erlaubnis,
etwas zu nehmen.
Pflücke nicht mehr
als für den eigenen
Bedarf notwendig.

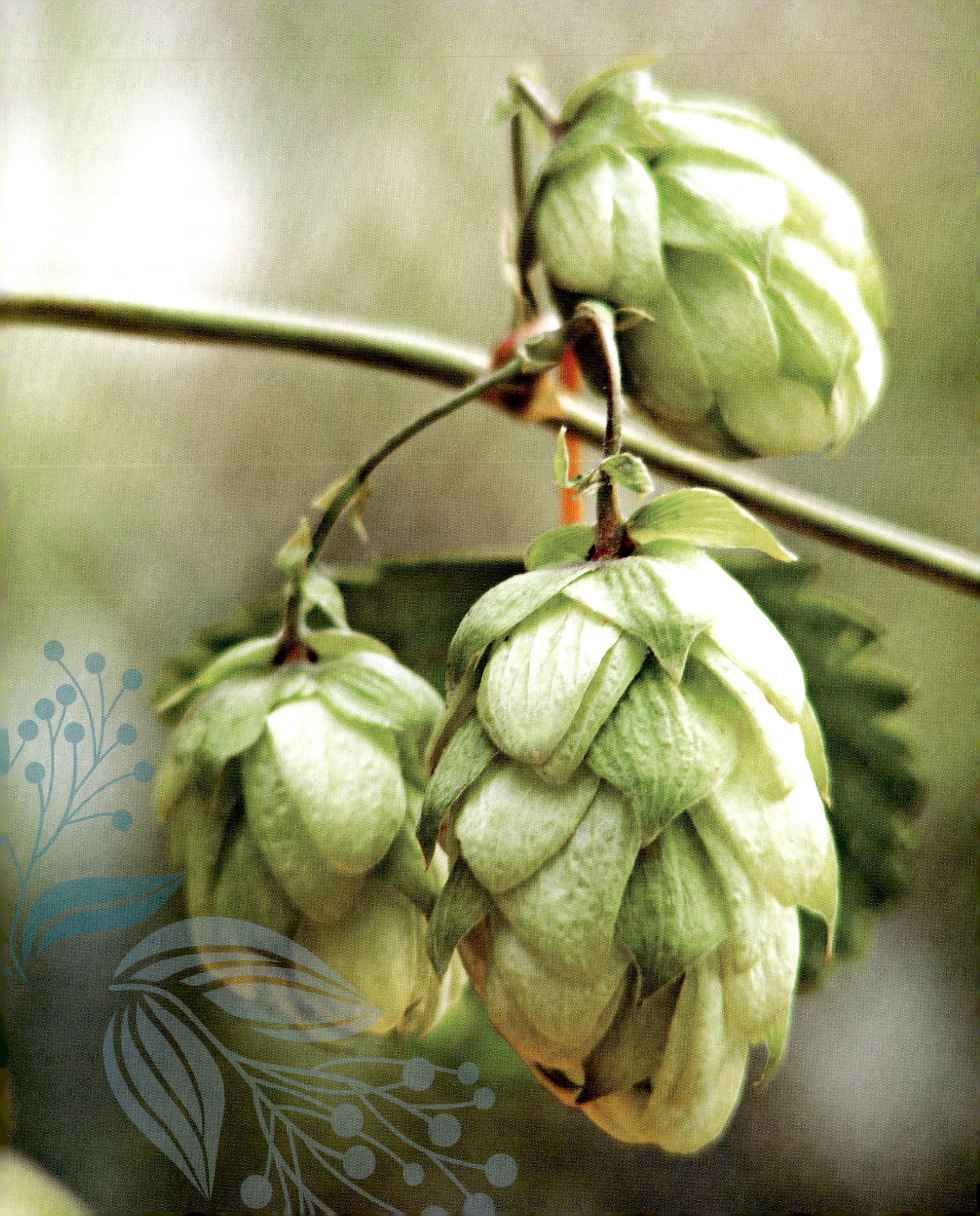

Hopfen *(Humulus lupulus)*

Wer in der bayerischen Hallertau unterwegs ist, kann den Hopfen nicht übersehen. Hopfen gehört zur Familie der Hanfgewächse, was vielleicht auch die enorme Beliebtheit des Gerstensafts erklärt. Er sorgt beim Bier für den typischen herben Geschmack, macht es haltbar und stabilisiert die Schaumkrone.

Bayerischer Hopfen für die Welt

Bayern, genauer die Hallertau ist eines der größten Hopfenanbaugebiete weltweit. Es gibt nur wenige Gebiete auf der Erde, in denen Hopfen zu solcher Güte heranreift. Jährlich erntet man hier bis zu 500.000 Zentner, das ist ein Drittel der gesamten Welternte. Selbst Braumeister aus Asien schätzen die Qualität der dort produzierten und nicht ganz leicht zu kultivierenden Zutat und kaufen in Bayern ein. Den starken Geschmack verdankt das Bier im Übrigen dem schwachen Geschlecht. Hopfen ist zweihäusig, aber ausschließlich die weiblichen Blüten enthalten Humulon und Lupulon, die Hopfenbittersäuren.

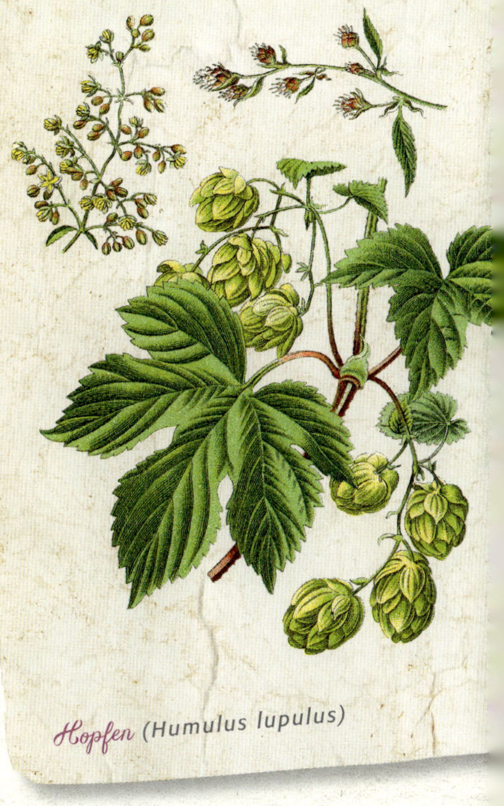

Hopfen (Humulus lupulus)

Die andere Seite des Hopfens

In Bayern hat Bier Tradition. Hier wurde das Wissen um die Kunst des Bierbrauens vorangetrieben, und in den Klöstern Bayerns entdeckte man die besondere Eignung des Hopfens zum Brauen. Bis dahin war Hopfen ausschließlich als Heilpflanze bekannt. Die Mönche nutzten ihn als blutreinigendes und entzündungshemmendes Mittel.

Tee aus den getrockneten Hopfenzapfen hat eine beruhigende und schlaffördernde Wirkung. Gemischt mit Baldrian, kann diese noch gesteigert werden. Auch bei Verdauungsbeschwerden und Blasenleiden wird die Anwendung empfohlen.

Hopfen im Garten

Hopfen braucht tiefgründigen und durchlässigen Boden, ist aber recht anspruchslos. Das Pflanzloch sollte reichlich mit Kompost und Langzeitdüngern versorgt werden. In der trockenen Jahreszeit braucht er reichlich Wasser. Aus dem fleischigen Wurzelstock wachsen die windenden, bis zu sieben Meter langen sommergrünen Triebe, eine stabile Kletterhilfe weist den Weg nach oben. Hopfen ist mehrjährig, bietet Schutz und begrünt Spaliere und Lauben. Für den Garten eignet sich besonders die kompakt wachsende Sorte 'Gimli'. Ein spezieller Winterschutz ist nicht nötig.

»Der Hopfen hält mit seiner Bitterkeit Fäulnisse von den Getränken fern, denen er beigegeben wird.«
(Hildegard von Bingen)

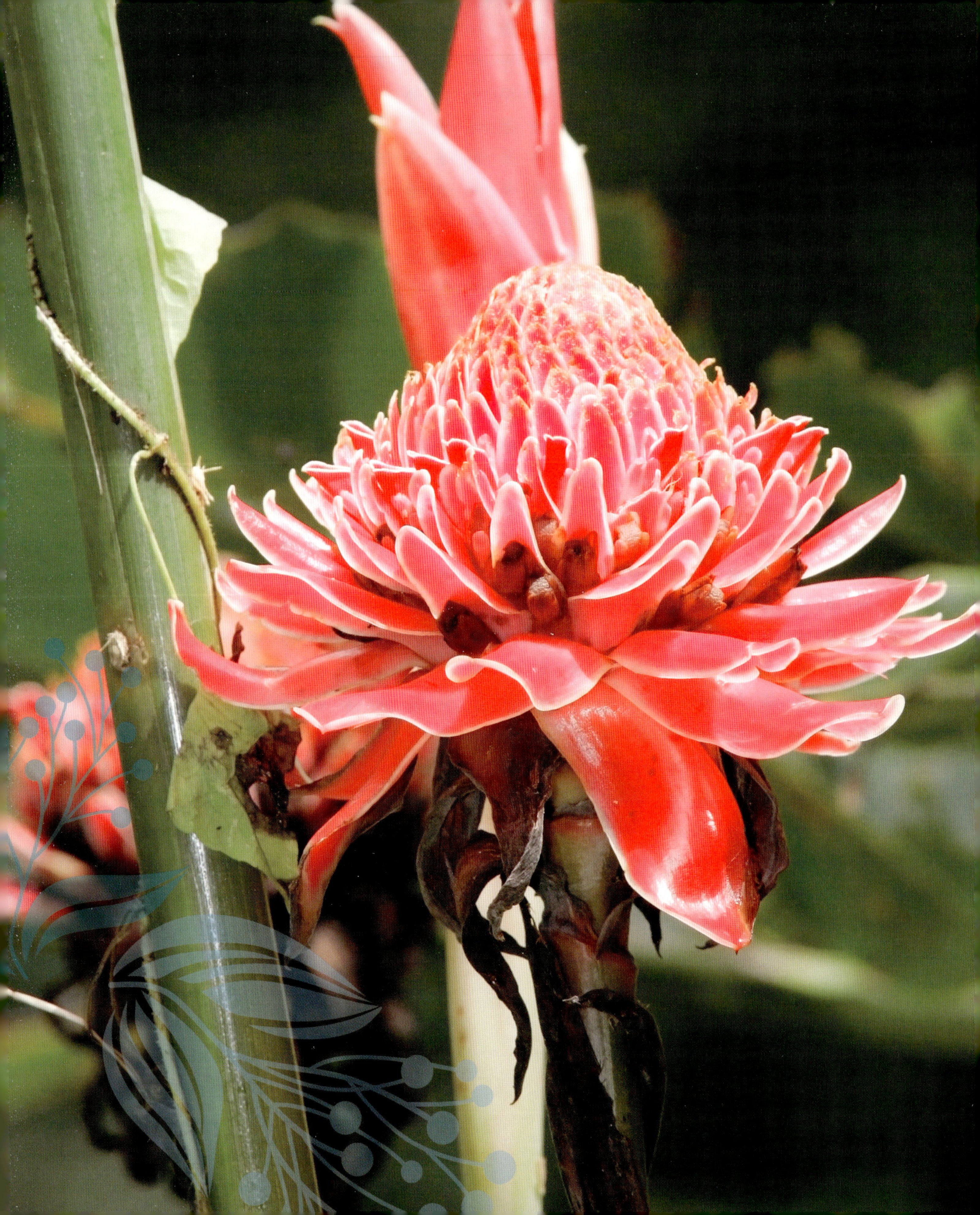

Ingwer (Zingiber officinale)

Vermutlich war es Alexander der Große, der den Ingwer von Indien mit nach Europa brachte. Bei uns geriet er allerdings in Vergessenheit und erlebte erst in den 60er-Jahren des letzten Jahrhunderts ein Comeback, als die asiatische Küche wieder »salonfähig« wurde.

Loblied auf Ingwer

In erster Linie regt er die Verdauung an, weswegen er besonders in der ayurvedischen Küche eine große Rolle spielt. Starten Sie den Tag einfach einmal mit Ingwertee. Dazu schneiden Sie ein Stück frischen Ingwer in dünne Scheiben oder raspeln es und gießen alles mit heißem Wasser auf. 5 Minuten ziehen lassen, fertig. Sie können mehrfach aufgießen. Zumindest auf mich hat es den gleichen Effekt wie Kaffee. Und mit Zitronensaft ist er ein idealer Fatburner und hilft morgens, auf nüchternen Magen getrunken, bei Reduktionsdiäten.

- **Ingwer** fasziniert mit seinem belebenden Geschmack, er kann blutzuckersenkend wirken, reduziert das Risiko von Thrombose und einen Schlaganfall zu erleiden, hilft Asthmatikern.

- **Der intensiv aromatische Geschmack** des frischen Ingwers geht einher mit einer den gesamten Organismus belebenden und anregenden Wirkung.

- **In Asien** reicht man bei Migräne Ingwertee und vertreibt Darmparasiten mit ihm.

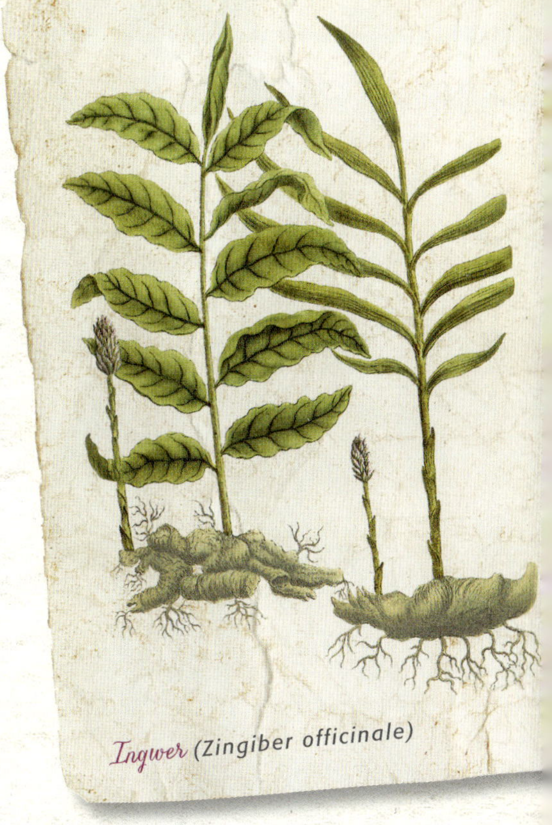
Ingwer (Zingiber officinale)

Frischen Ingwer erkennt man an den prallen Wurzeln mit festem Fleisch und feiner, glatter Schale. Eingetrocknete Wurzeln sollten nicht verwendet werden.

Ingwer im Garten

Echter Ingwer ist bei uns schwer zu kultivieren, am besten wächst er noch im Kübel im Gewächshaus. Bis es zur Ernte kommt, braucht man allerdings etwas Geduld. Starten Sie im zeitigen Frühjahr mit einem Pflanzgefäß voll nährstoffreicher Erde, in die Sie eine Ingwerknolle mit sichtbaren Knospen legen, knapp mit Erde bedecken und dann den Topf mit einer durchsichtigen, gelöcherten Plastikfolie bespannen. Alles an einen warmen Platz stellen, aber ohne direktes Sonnenlicht. Es dauert einige Wochen, bis der erste Spross sichtbar wird. Geerntet wird im Herbst. Schneiden Sie dann ein Stück der Knolle ab und legen Sie es über den Winter in einen kühlen, dunklen und trockenen Raum. Die frischen Wurzeln, in Frischhaltefolie gewickelt, halten sich bis zu vier Wochen im Kühlschrank. Zerkleinerter Ingwer lässt sich auch gut in kleinen Portionen einfrieren.

Johanniskraut (Hypericum perforatum)

Seit der Antike verwenden Menschen das Johanniskraut bei Problemen, die ihnen »über den Kopf wachsen«. Heute, in einer Zeit, in der Stress in aller Munde und in allen Köpfen ist und Millionen Menschen an Depressionen leiden, ist es ein Synonym für pflanzliche Antidepressiva und eine Kultpflanze.

Uraltes Heilmittel

Johanniskraut aus der Familie der Hartheugewächse hat seit Menschengedenken einen festen Platz in der Heilkunde, es gibt Hinweise, dass schon die Menschen der Steinzeit seine Heilkraft nutzten. In der Natur wächst Johanniskraut auf trockenen, sonnigen Hügeln, an Wegrändern, Rainen, trockenen Wiesen und am Rand von Gebüschen.

Die positive Wirkung von Johanniskraut bei Depressionen konnte mittlerweile in mehr als 40 klinischen Studien zweifelsfrei belegt werden. Dazu wirkt Johanniskraut nervenberuhigend, entzündungshemmend und hilft bei nervösen Erkrankungen des Verdauungsapparates. Es dient als Beruhigungsmittel und lindert nervöse Kopfschmerzen, nervöse Verstimmungen und lässt Sie besser schlafen.

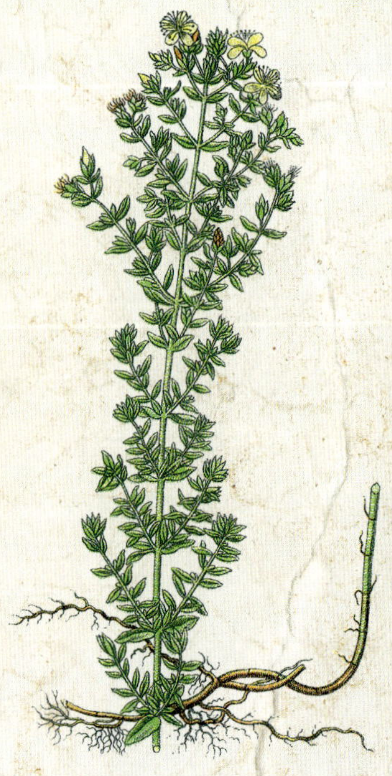

Johanniskraut (Hypericum perforatum)

Johanniskraut im Garten

Johanniskraut braucht einen vollsonnigen Standort. Ideal ist der Steingarten, auf jeden Fall mag es durchlässigen und lockeren Boden. Die Stauden vermehren sich, einmal angewachsen, gut. Johanniskraut verträgt keine Düngung und keinen Kalk. Geerntet und verwendet werden die Blüten und oberen Blätter. Der beste Erntezeitpunkt ist im Volksglauben der Johannistag am 24. Juni, was aber natürlich stark vom Wetterverlauf abhängt.

Nur das Echte Johanniskraut wird arzneilich verwendet, man erkennt es an den durchscheinenden Punkten auf den Blättern. Zierformen sind für Heilzwecke unbrauchbar.

Johanniskrautöl

Johanniskrautöl ist ein ausgezeichnetes Wundheil- und Massageöl. Es hilft auch bei Frostbeulen, Quetschungen, Rheuma und Hexenschuss. Die Herstellung ist einfach: Sammeln Sie etwa zwei Handvoll frischer Blüten und Knospen, quetschen Sie diese etwas an und füllen Sie dann alles in eine weithalsige Glasflasche. Nun wird mit Leinöl aufgefüllt. Die Öffnung mit Pergamentpapier zubinden und vier bis fünf Wochen an einem sonnigen Ort aufstellen. Mehrmals schütteln. Zum Schluss abfiltern, in kleine Flaschen füllen und kühl und dunkel aufbewahren.

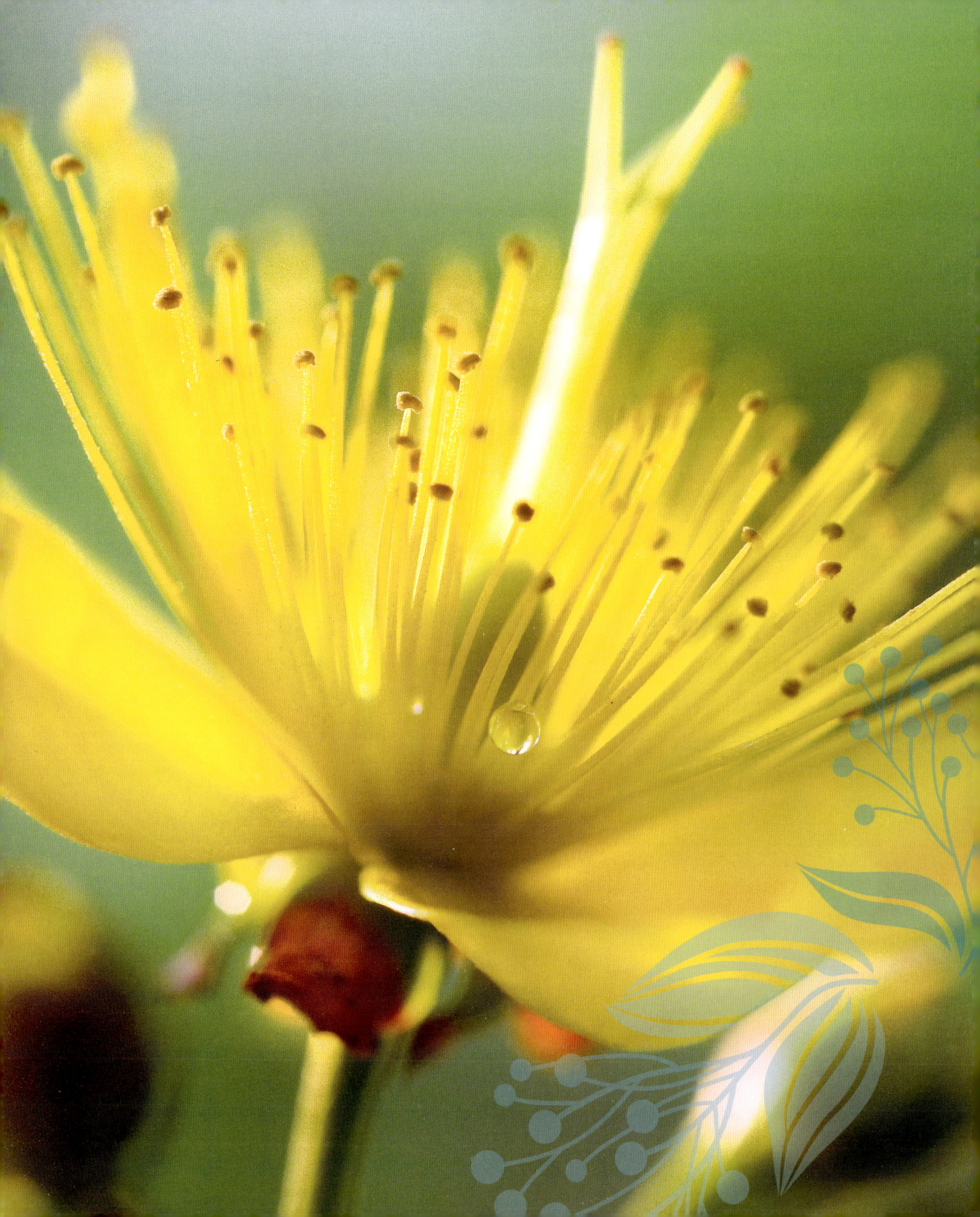

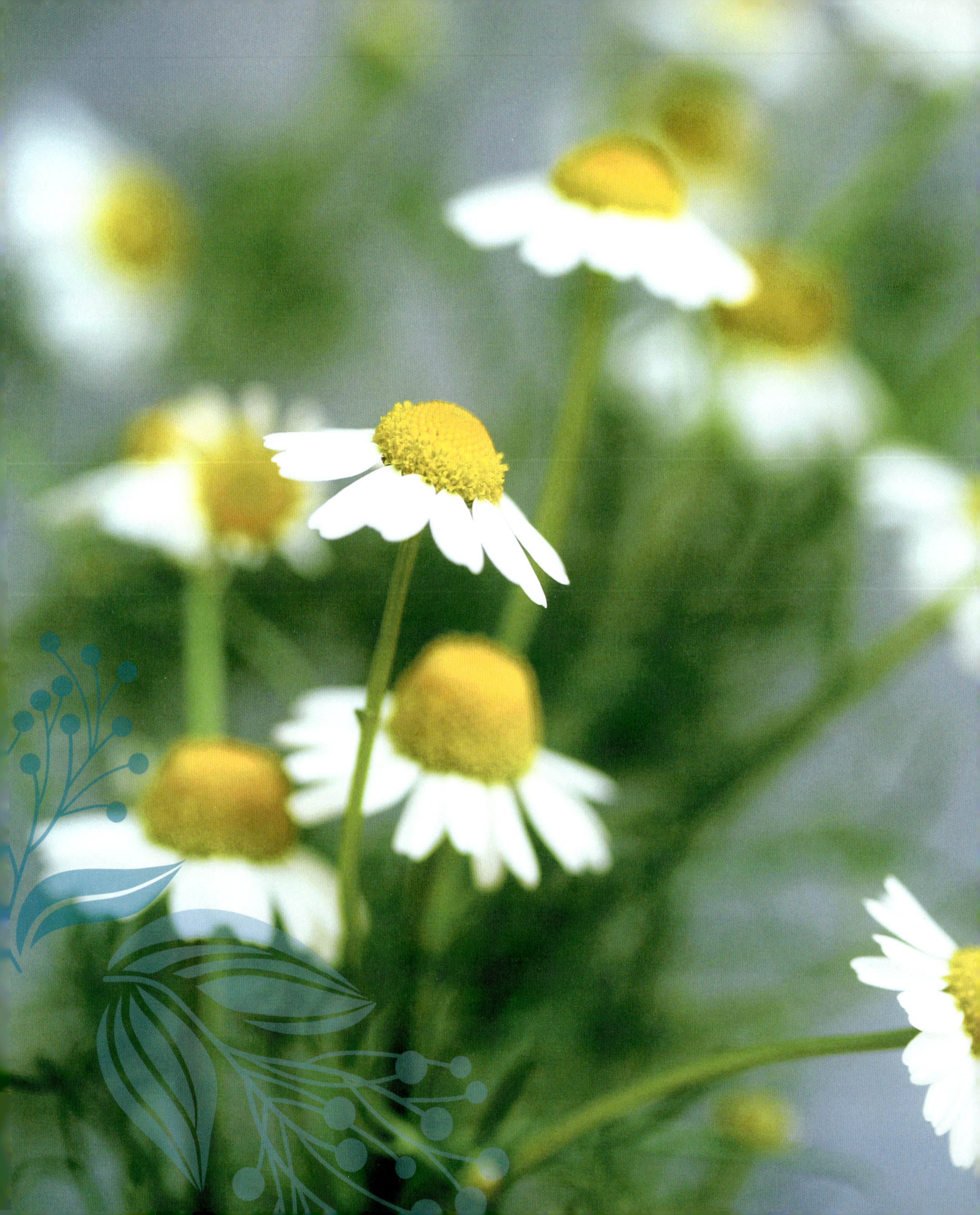

Echte Kamille *(Matricaria recutita)*

Der Geruch von Kamillentee und Klosterfrau Melissengeist ist eine der weniger schönen Kindheitserinnerungen. Beides galt meiner Großmutter als Allheilmittel. Den Geschmack von Kamillentee mag ich zwar bis heute nicht, doch die Kamille fasziniert mich.

Kamille in der Hausapotheke

Das heilende Potenzial der Kamille steht außer Zweifel, im Jahr 2002 war sie sogar Heilpflanze des Jahres. Sie enthält stark wirksame ätherische Öle und andere Inhaltsstoffe, die das Wachstum von Bakterien hemmen und Entzündungen unterbinden. Aber auch bei Krämpfen im Magen-Darm-Trakt hilft sie. In Kamillentee getauchte Umschläge heilen Wunden und Entzündungen, bei Entzündungen im Anal- und Genitalbereich ist ein Sitzbad anzuempfehlen. Und schon unsere Großmütter wussten, dass bei Erkältungen, Schnupfen und Heiserkeit ein Kamillen-Kopfdampfbad das Mittel der Wahl ist.

Kamille und Körperpflege

Wegen der adstringierenden und antiseptischen Eigenschaften eignet sich Kamille auch gut für die Körperpflege, speziell zur Reinigung von unreiner, großporiger Haut. Eine Kamillenmaske beruhigt, glättet und strafft die Haut. Kamille in Reinigungsmilch, Körperölen oder als Badezusatz ist ideal zur Pflege unreiner Haut und wirkt gleichzeitig Entzündungen entgegen – eine Wohltat!

Kamille im Garten

Die einjährige Pflanze braucht einen vollsonnigen Standort und humusreiche, etwas lehmige Erde. Saatgut gibt es im Fachhandel, ausgesät wird von April bis Mai. Zur Vorbereitung wird die Erde mit Kompost angereichert. Die frisch geöffneten Blütenköpfchen können Sie im Sommer ernten – am besten morgens und nur bei Sonne.

Wer aufgrund der aktuellen Diskussion über Aluminium in Deos verunsichert ist, kann zu Deospray aus frischen und getrockneten Kamilleblüten, 70-prozentigem Alkohol und Hamameliswasser greifen.

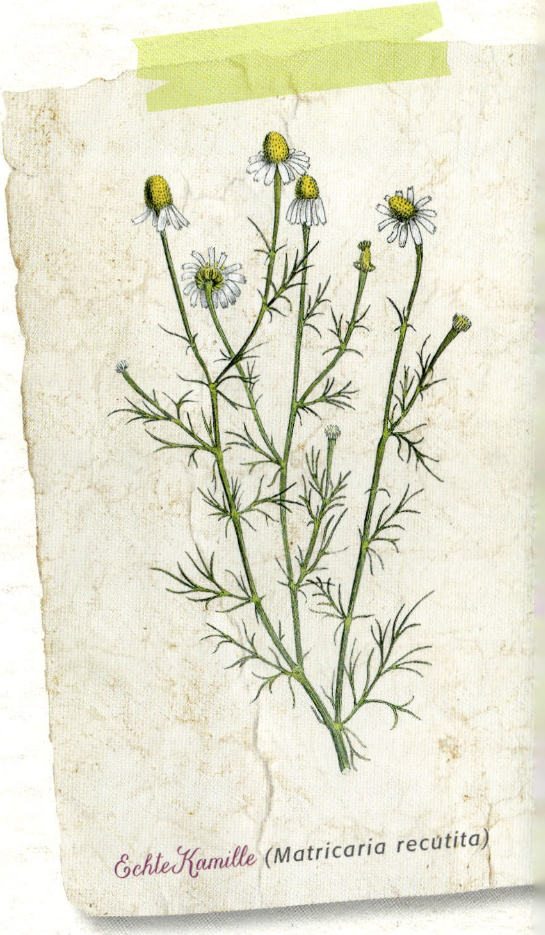

Die getrockneten Blütenköpfe der Echten Kamille sollten in keiner Hausapotheke fehlen. Die Römische Kamille *(Chamaemelum nobile)* wirkt ähnlich.

Knoblauch (Allium sativum)

Knoblauch wird seit Jahrtausenden in der Küche und zu Heilzwecken genutzt. Den ägyptischen Arbeitern verlieh er beim Pyramidenbau Power, und Odysseus aß ihn, um gegen Circes Zauber widerstehen zu können oder, besser gesagt, um sich die Dame vom Leib zu halten.

Lebensretter Knoblauch

Louis Pasteur fand im Jahr 1858 heraus, dass Knoblauch antibiotisch wirkt. Selbst in niedrigen Konzentrationen unterdrückt er das Wachstum von zahlreichen Bakterien, Pilzen und Hefen. Die antiseptischen Eigenschaften des Knoblauchsafts retteten im Ersten Weltkrieg Tausenden von Soldaten das Leben.

Knoblauch senkt den Blutdruck, reguliert den Blutzuckerspiegel und ist ideal zur Vorbeugung von Gefäßerkrankungen und Verkalkung. Schon vier Gramm täglich senken nachweislich den Cholesterinspiegel. Dazu fördert er die Durchblutung der Kapillaren und wirkt vorbeugend gegen Thrombose. Also eigentlich das perfekte Mittel gleich gegen mehrere Volkskrankheiten. Außerdem konnten im Knoblauch Vitamin C, die fettlöslichen Vitamine B_1, B_2 und B_6 sowie der Stoffwechselaktivator Adenosin nachgewiesen werden, der eine Vielzahl biologischer Vorgänge im Organismus steuert.

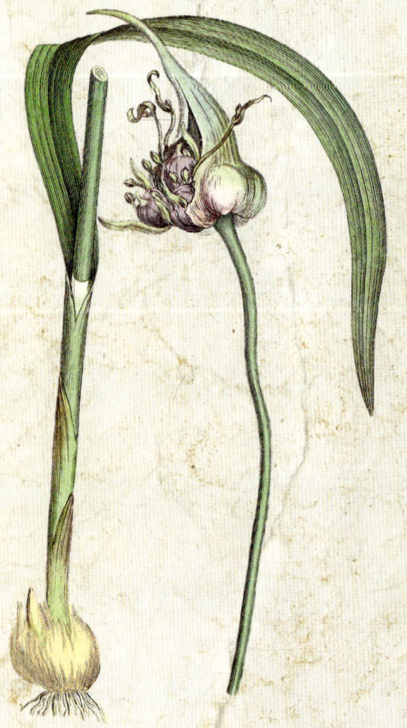

Knoblauch (Allium sativum)

Seine Ausdünstungen ließen Knoblauch zu einem Mittel gegen alles Böse werden. So hält sich bis heute das Gerücht, dass er Vampiren das Fürchten lehrt.

Mut zur Frische

Der typische »Knoblauchduft« beruht auf dem hohen Gehalt an Schwefelverbindungen. Nicht nur der Atem riecht dann anhaltend und intensiv nach Knoblauch, auch die Haut dünstet ihn für mindestens einen Tag aus. Um die gesunden Wirkstoffe des Knoblauchs auch denjenigen anzudienen, die den speziellen »Duft« und damit die frische Pflanze scheuen, wurden geruchlose Knoblauchpillen entwickelt. Doch der »Lauch ohne Hauch« ist ein Placebo. Um den charakteristischen Knoblauchduft zu unterbinden, wurde das in den Zwiebeln enthaltene Enzym Allinase eliminiert, damit sich kein stark riechendes Allicin mehr bilden kann. Das übrig bleibende Alliin ist zwar geruchlos, hat aber fast keine medizinische Wirkung. Also: Mut zur Frische!

Wer über den Genuss von Knoblauch nicht vereinsamen möchte, kann Kerbel, Petersilie oder Kaffeebohnen kauen, was den unangenehmen Geruch bannt.

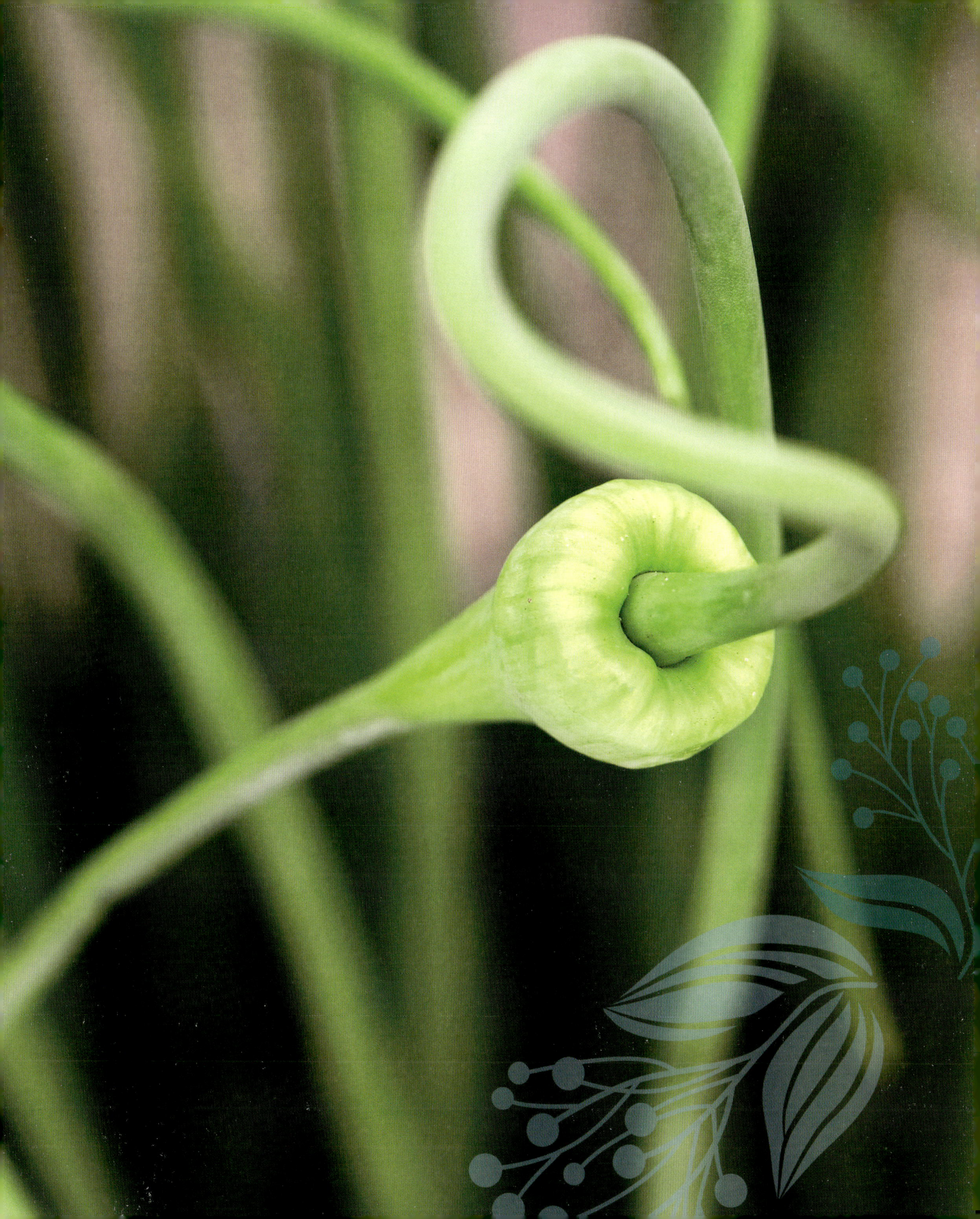

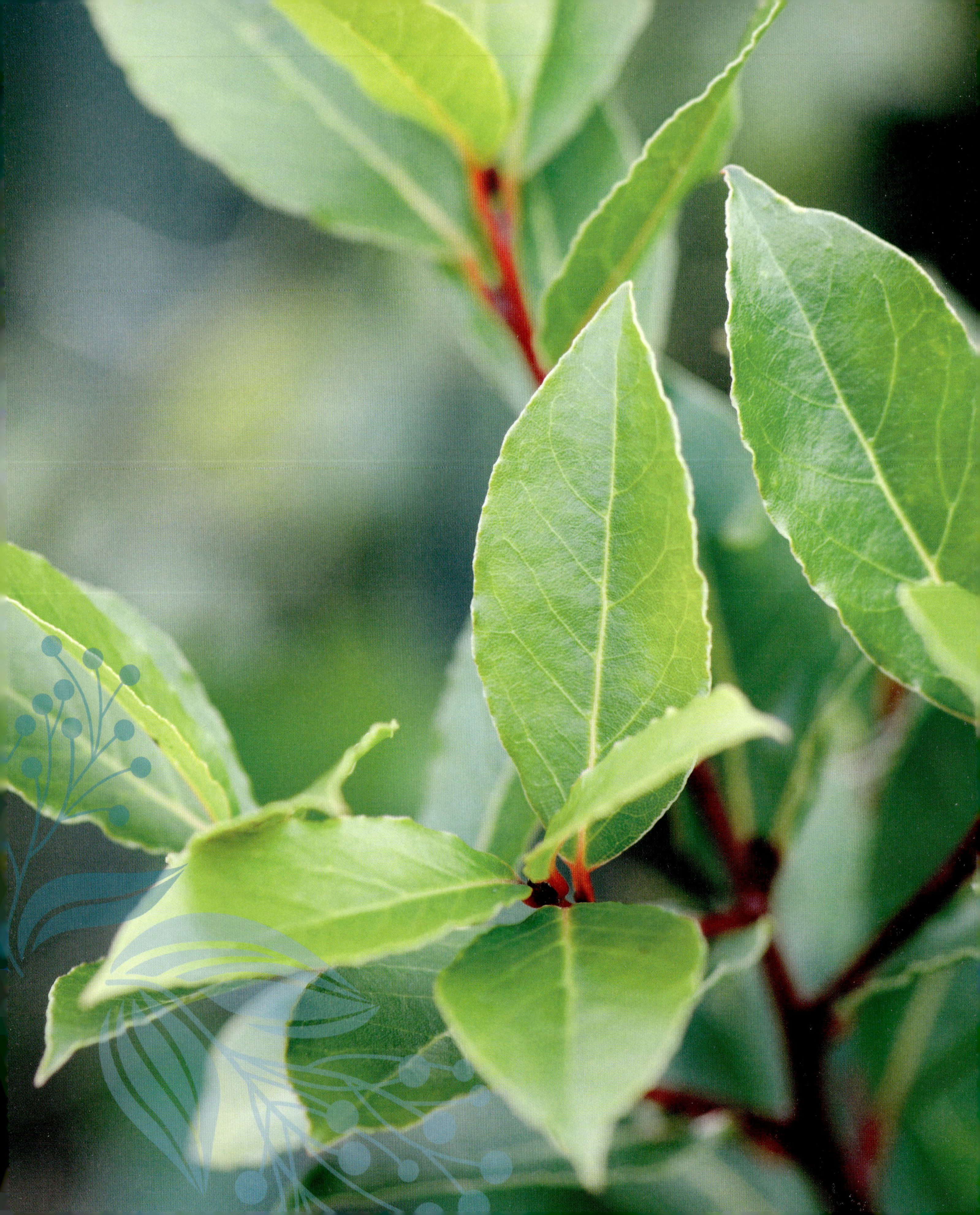

Lorbeer (*Laurus nobilis*)

Ein Kranz aus Lorbeerblättern war die Insignie der römischen Kaiser. Er wurde auch als Zeichen zur Ehrung für Dichter, ruhmreiche Helden und Sieger bei sportlichen Wettbewerben verliehen. Sie stehen als Symbol dafür, dass es nicht darum ging, um Besitz zu konkurrieren, sondern um die Ehre.

Starkes Aroma

Wir kennen den gewürzgewaltigen Lorbeer weniger als Siegerkranz, dafür aber umso besser aus der Küche. Sein eigenwilliges Aroma ergänzt saure und kräftige sowie herzhafte Gerichte, besonders Fleischgerichte. Die frischen Blätter sind Bestandteil von Marinaden und Beizen zum Einlegen von Gurken, Fleisch und Heringen sowie für Sud zum Kochen von Fisch. Die frischen Blätter schmecken würzig-bitter, die getrockneten dagegen harmonisch würzig und enthalten nur eine leichte Bitternote. Interessant ist, dass beim Trocknen des Lorbeers die wertvollen ätherischen Öle nicht verloren gehen.

Neben seiner Würzkraft wirkt Lorbeer aber auch appetitanregend, antibakteriell und soll als Tee auch gegen Blähungen helfen. Destilliertes Lorbeeröl ist dick wie eine Salbe und dient medizinisch zum Einreiben, hilft bei Prellungen, Verstauchungen und rheumatischen Beschwerden.

Lorbeer im Garten

Der nicht winterharte Strauch braucht viel Sonne und Wasser. In unseren Breiten wird er daher in Kübeln gepflanzt, die man im Winter ins Haus stellt. Blätter und die Spitzen der Triebe können während des Sommers frisch gepflückt werden. Zur besseren Verzweigung die Jungpflanzen öfter entspitzen. Umgetopft wird alle drei Jahre.

Wenn Sie selbst Lorbeer pflücken wollen: Bitte keinen Kirschlorbeer in den Suppentopf werfen. Seine Blätter sehen ähnlich aus, enthalten aber Bittermandelöl und sind getrocknet giftig.

Damit sich das Aroma besser entfaltet, reiße ich die Blätter vor dem Kochen leicht ein. Frische Blätter wickele ich in ein feuchtes Tuch, so halten sie sich einige Wochen im Kühlschrank.

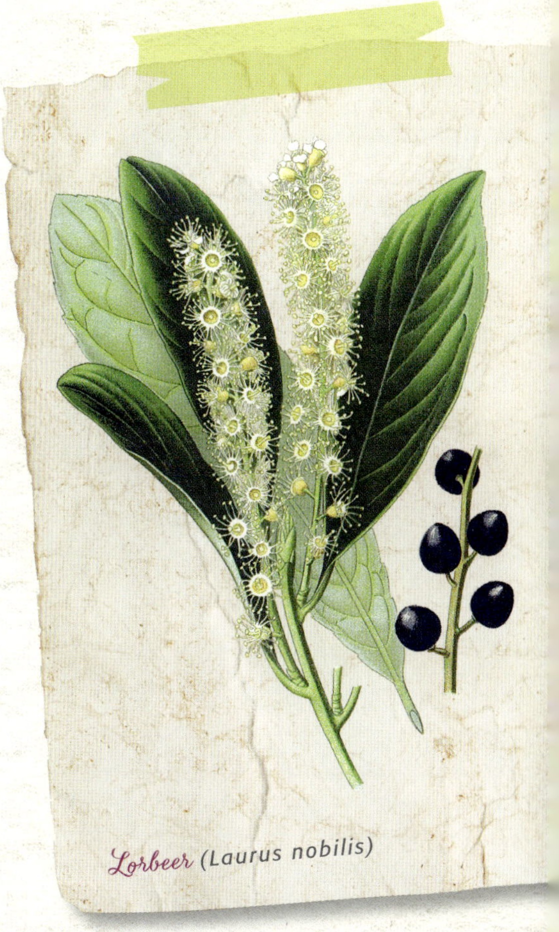

Die ledrig glänzenden und aromatisch duftenden Laubblätter sind einzigartig. Unter allen Lorbeerarten ist nur *Laurus nobilis* für den Verzehr geeignet.

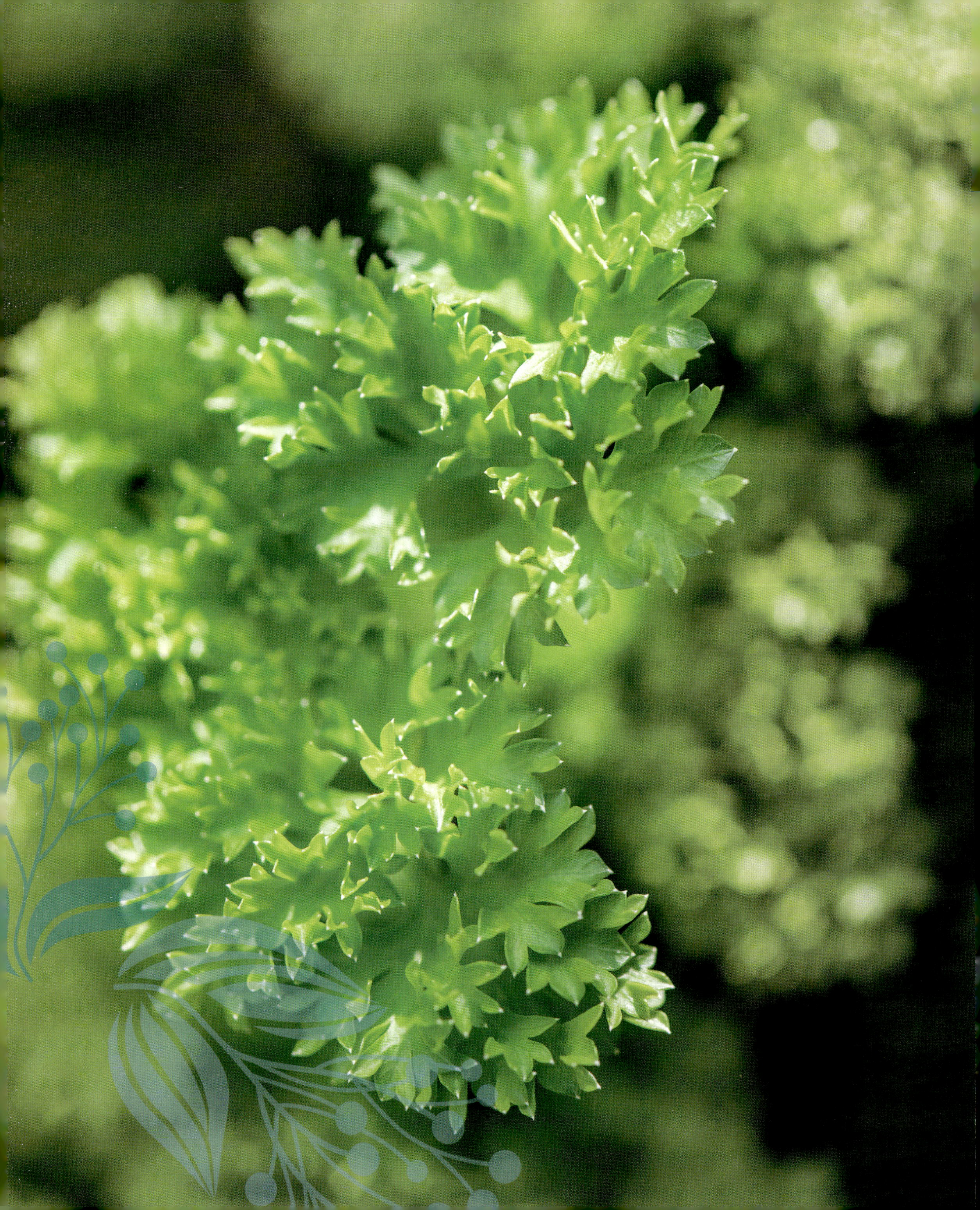

Petersilie (Petroselinum crispum)

Schnittpetersilie wird in verschiedenen Sorten angeboten: mit glatten oder mit krausen Blättern. Ob glatte Petersilie, auch als Italienische Petersilie bezeichnet, wirklich intensiver schmeckt als krausblättrige, sei dahingestellt. Über Geschmack lässt sich bekanntlich nicht streiten.

Der Franzosen liebstes Kraut

Mein Vater, der Jahre seines Lebens in Frankreich verbracht hat, pflegt bis heute sein kleines Petersilienbeet, auch wenn der restliche Garten lange aufgegeben und in Rasen umgewandelt wurde. Denke ich an Petersilie, kommt mir als Erstes der Geschmack seiner französischen Vinaigrette in den Sinn. Und was gab es Köstlicheres, als die ersten noch kleinen Kartoffeln im Jahr, ungeschält in Butter geröstet und mit fein gehackter Petersilie bestreut?

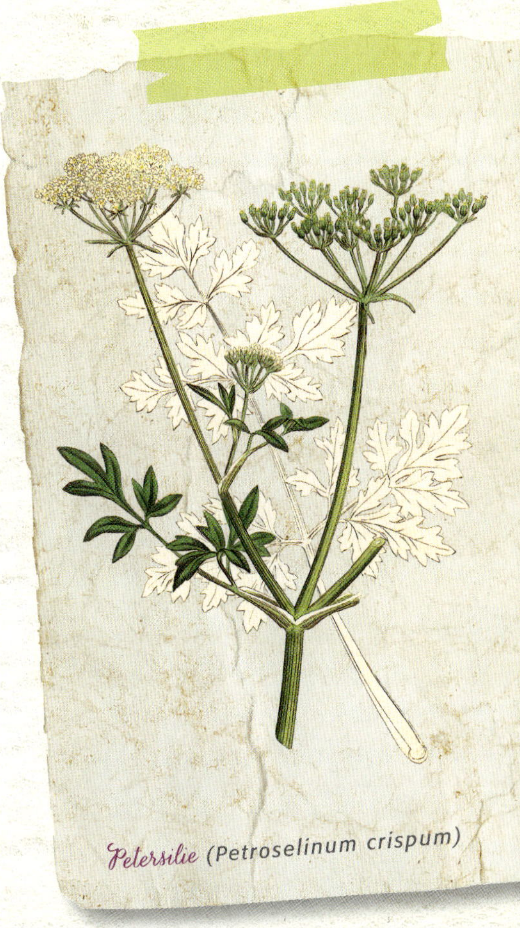

Petersilie (Petroselinum crispum)

Das in Petersilie enthaltene Niacin und die Folsäure fördern die Blutbildung und verbessern die Funktion von Hirn- und Nervenzellen.

Das steckt drin

Von großer therapeutischer Bedeutung ist das in Petersilie enthaltene Apiol. Es regt die Verdauung an und fördert die Menstruation. Wichtiger ist jedoch der erweiternde Einfluss auf die Blutgefäße der Nieren, wodurch die Nierentätigkeit mobilisiert wird. Die Kombination von Apiol mit Kalium, das ja in der Petersilie ebenfalls vorkommt, lässt das grüne Kraut zu einem der wirksamsten Harntreiber überhaupt werden und wirkt daher blutreinigend. Der hohe Vitamingehalt hilft bei Infektionen und Abwehrschwäche, Niazin und Folsäure fördern die Blutbildung und die Funktion der Hirn- und Nervenzellen.

Petersilie im Garten

Petersilie braucht einen feuchten, nährstoffreichen Boden, im Sommer einen kühlen, schattigen Platz und im Winter einen sonnigen, geschützten Ort, wo sie mit Fichtenreisern abgedeckt wird. Ausgesät wird im Freiland ab März sowie August. Petersilie keimt sehr langsam, ich empfehle eine Markiersaat mit Radieschen. Und niemals dort säen, wo schon im Vorjahr Petersilie oder andere Doldenblütler wie Möhren oder Dill standen.

Petersilie enthält große Mengen an Vitamin: 100 g enthalten 166 mg Vitamin C, 1,7 mg Vitamin E, 170 mg Folsäure und 2,8 µg Niazin. Überragend sind seine Anteile an Kalium (1000 mg auf 100 g), Eisen (5,5 mg auf 100 g) und Calcium (245 mg auf 100 g).

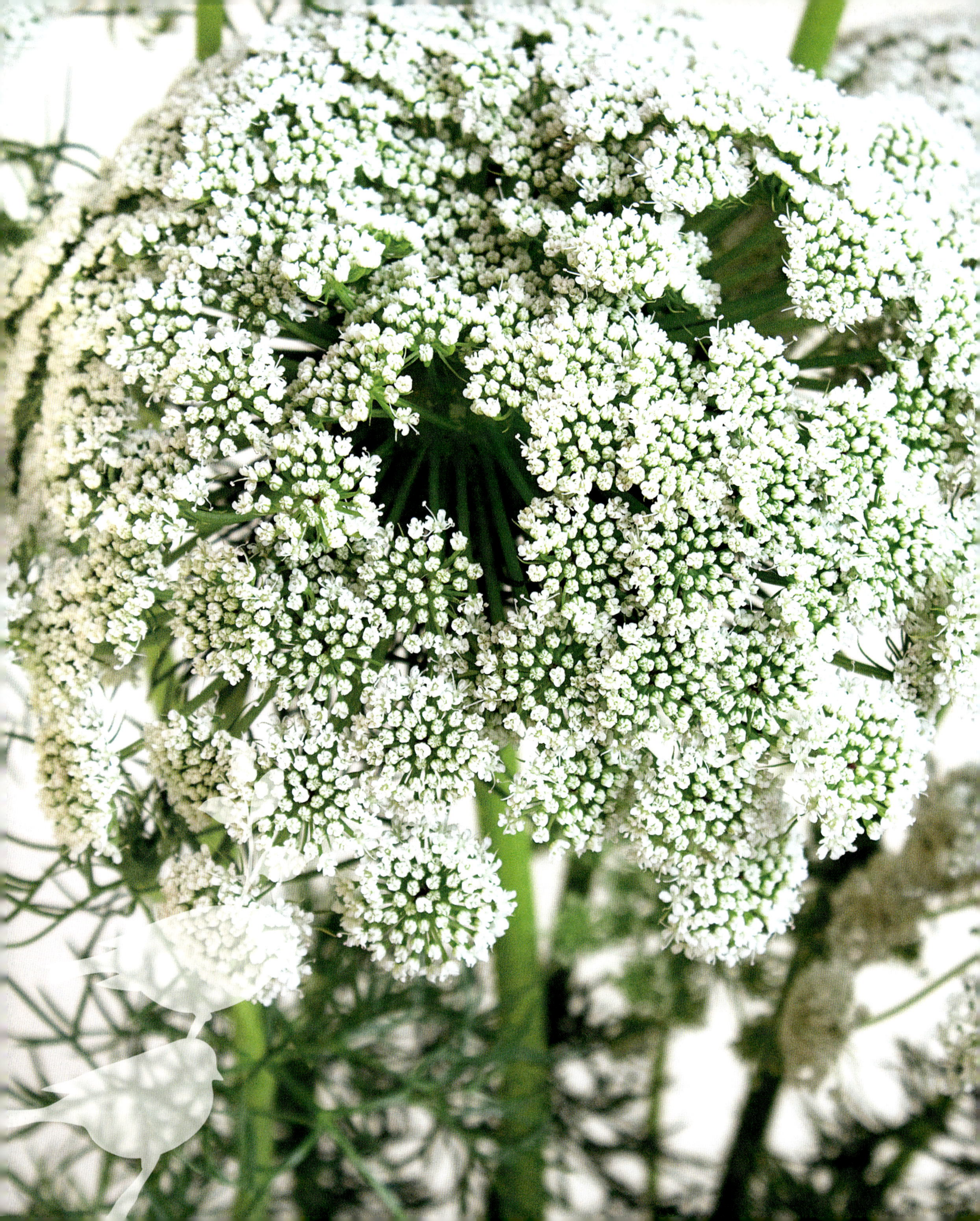

»Wer im Herzen oder
in der Milz oder in der
Seite Schmerzen leidet,
der koche Petersilie in Wein,
unter Zugabe von etwas
Weinessig und reichlich Honig
und seihe durch ein Tuch ab.
Den so zubereiteten
Herzwein trinke er oft,
und es heilt ihn.«

Rezept für Herzwein von Hildegard von Bingen

Rose (*Rosa* spec.)

So verschieden die Blumen der Liebe auch sein mögen: eines haben fast alle gemeinsam – ihren wunderbaren Duft. »Rosen-Parfüm« zählt zu den beliebtesten Düften. Rosenduft wirkt verführerisch und sinnlich, soll die Konzentration steigern, die Libido beflügeln und sich positiv auf das Gemüt auswirken.

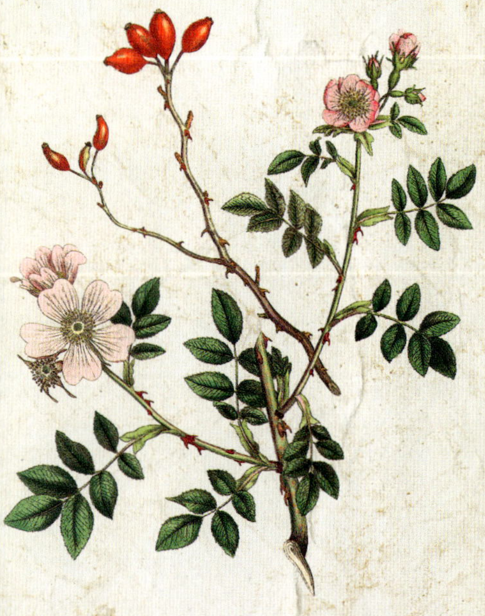
Rose (*Rosa* spec.)

Es gibt jede Menge Rosenarten und -sorten von Wildrosen bis zu Edelrosen. Für die Pflanzenheilkunde sind vor allem die Wildrosen wichtig und wertvoll.

Betörend und gesund

Rosen haben mich schon immer fasziniert, die wundervollen eleganten Blüten und Knospen, ihre Formen und Farben. Über Rosensorten und deren Pflege und Schnitt im Garten wurde schon viel geschrieben, auch über die Bedeutung der Sortennamen und wie man die Diven gesund erhält. Mich interessieren aber vor allem auch die heilenden Eigenschaften der Naturstoffe allgemein und im Besonderen die wundervollen Düfte der Natur.

Die Essenz des Dufts: Rosenöl

Der Duft alter Rosensorten ist unvergleichlich zart und dennoch so verführerisch wie kaum ein anderer. Das aus den Blüten der Rose durch Destillation gewonnene Öl konzentriert diesen Duft noch einmal und fängt ihn, wenn auch nicht für die Ewigkeit, so doch für jene Momente ein, in denen wir keine duftenden Rosenblüten zur Hand haben.

- **Auch als Heilmittel** kommt Rosenöl zum Einsatz, äußerlich u. a. als Tonikum für Nerven, Herz und Gefäße und zur Hautpflege.

- **Innerlich angewendet,** wirkt es blutreinigend, hilft bei Beschwerden der Leber, Allergien, nervösen Herzbeschwerden, bei Kopfschmerzen und Migräne sowie bei Zahnfleisch- und Augenentzündungen, da es eine antiseptische Wirkung hat.

- **Das als Nebenprodukt** bei der Rosenöldestillation anfallende Rosenwasser wird gerne zum Aromatisieren von Süßspeisen verwendet, unter anderem von Marzipan. Es hat aber nichts mit dem wässrigen Auszug von Rosenblütenblättern zu tun, den Sie selbst herstellen können.

In der griechischen Mythologie sind die wunderbaren Rosen aus dem Blut von Fruchtbarkeits- und Liebesgottheiten entstanden und waren diesen geweiht.

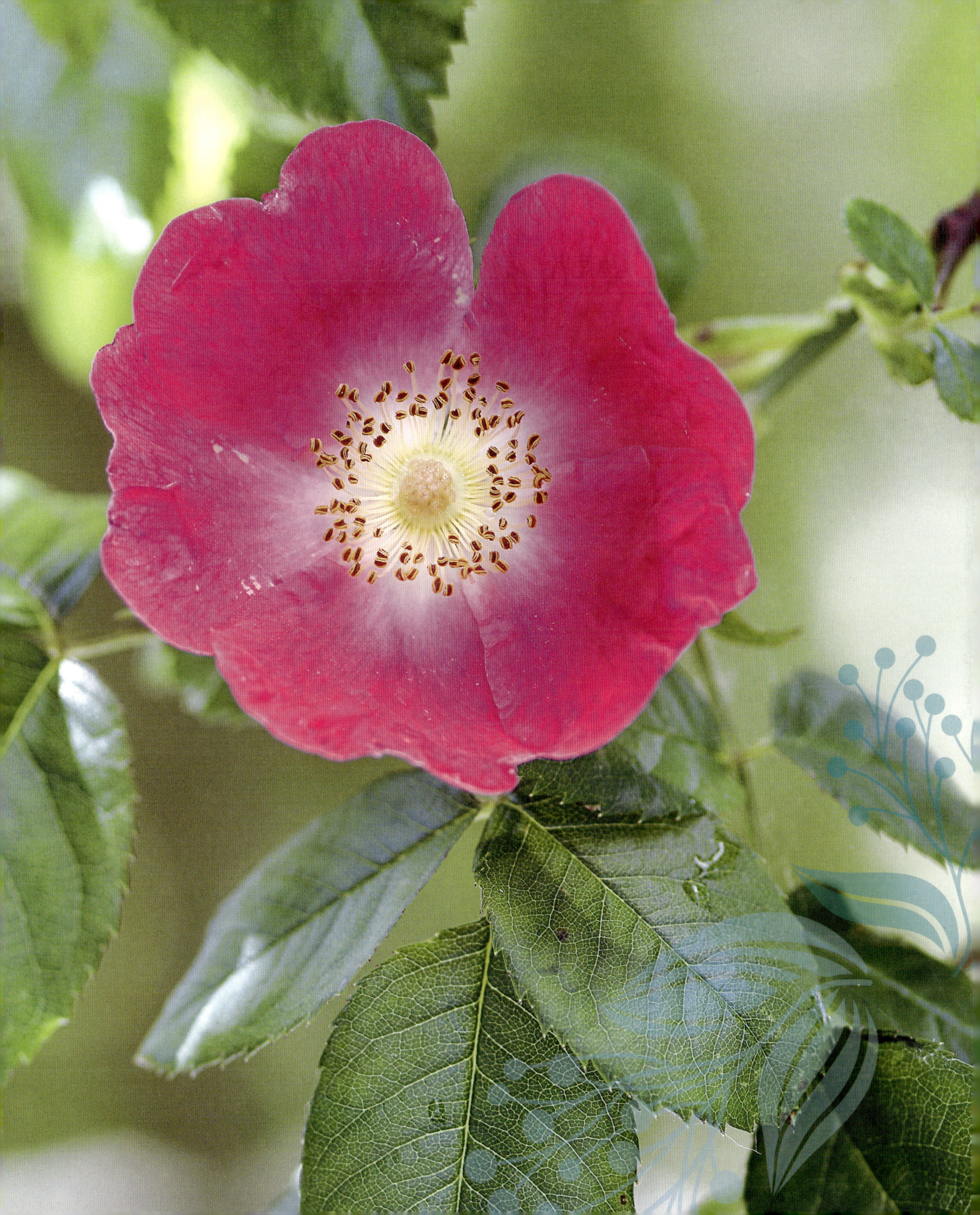

Aromatherapie: der Königsweg der Seele

Für den Islam stellt die Rose ein heiliges Symbol dar, da sie aus einem Schweißtropfen Mohammeds entsprossen sein soll.

Wie kein anderer Sinn wirkt der Rosenduft über das Unterbewusstsein und beeinflusst zwischenmenschliche Beziehungen. Aber auch Erinnerungen und Emotionen sind mit Gerüchen verknüpft. Manche Gerüche prägen sich jahrzehntelang ins Gedächtnis ein und können die Erinnerung an die Lebensumstände zu dieser Zeit wieder wachrufen. Gerüche werden zudem von jedem sehr unterschiedlich wahrgenommen. Was für den einen gut riecht, stößt den anderen eher ab. Allgemein erhöhen angenehme Düfte das Wohlbefinden, sind motivationssteigernd oder regen den Appetit an.

Pflanzliche ätherische Öle haben eine nachweisliche Wirkung auf das zentrale Nervensystem und können die Stimmungslage positiv beeinflussen. Sie wirken sowohl beruhigend und entspannend als auch anregend. Über den Geruch entsteht ein Sinnesreiz, der Emotionen auslösen kann und verschiedene Körperfunktionen beeinflusst. Was liegt also näher, als Düfte therapeutisch einzusetzen.

Die Aromatherapie bedient sich rund achtzig unterschiedlicher Duftöle, die bestimmten Problemen und Krankheiten zugeordnet werden können. Eine aromatherapeutische Behandlung soll besonders bei Schlafstörungen, Stress, Angstzuständen oder Depression hilfreich sein. Besonders Rosenöl wird In der Aromatherapie bei Kummer, depressiven Verstimmungen und seelischen Verletzungen empfohlen.

Rosenwasser selbst gemacht

Ich verwende etwa drei Handvoll Blüten und 0,5 Liter Wasser. Die Hälfte der Blüten wird im Wasser vorsichtig erhitzt. Ganz kurz aufwallen lassen, abgießen, das Rosenwasser wieder in den Topf füllen, nochmals kurz aufwallen, dann alles zugedeckt etwas ziehen lassen und über ein feines Sieb abgießen und in Fläschchen füllen. Es eignet sich wunderbar zum Aromatisieren vom Süßspeisen oder Gebäck. Rosenwasser können Sie aber auch für die Hautpflege verwenden, es wirkt antibakteriell und ist oft auch Bestandteil von Gesichtswässern.

Rosen in der Küche

Gerichte und Drinks mit Rosenblüten liegen im Trend. Ja, die Blätter der Rosenblüten kann man essen, schneiden Sie nur den unteren, helleren Teil ab, der ist ein wenig bitter. Ob als Sirup, Essig, Tee, Marmelade, kandiert oder auch einfach so als Garnitur auf dem Salat: Rosen geben ihr süßliches, feines Aroma gerne an Speisen und Getränke ab, brauchen dafür aber etwas Zeit. Selbstverständlich, dass die Pflanzen, von denen sie stammen, nicht gespritzt waren. Hagebutten erscheinen reichlich an den Sträuchern der Heckenrose und können im Herbst geerntet werden. Ob roh, im Tee, als Gelee, Marmelade, Suppe, Soße oder Püree: Hagebutten sind einfach nur gesund und echte Vitaminbomben: 100 g rohe Hagebutten enthalten etwa 1250 mg Vitamin C. Damit sind sie Spitzenreiter bei den heimischen Früchten. Die Zubereitung ist etwas mühselig, da die Früchte aufgeschnitten und die haarigen Samenkerne entfernt werden müssen. Vorsicht: Sie können starken Juckreiz verursachen!

Im Garten bevorzugen Rosen sonnige bis halbschattige Standorte, die nicht zu luftig, nicht zu nass und nicht zu heiß sein sollten. Vorsicht mit zu viel Stickstoff: das führt zu weichen Stielen und wenig haltbaren Blüten.

Ein Badesalz, hergestellt aus Rosenblütenblättern und Meersalz, verwöhnt nicht nur die Sinne, entspannt und beruhigt, sondern ist auch gut für die Haut.

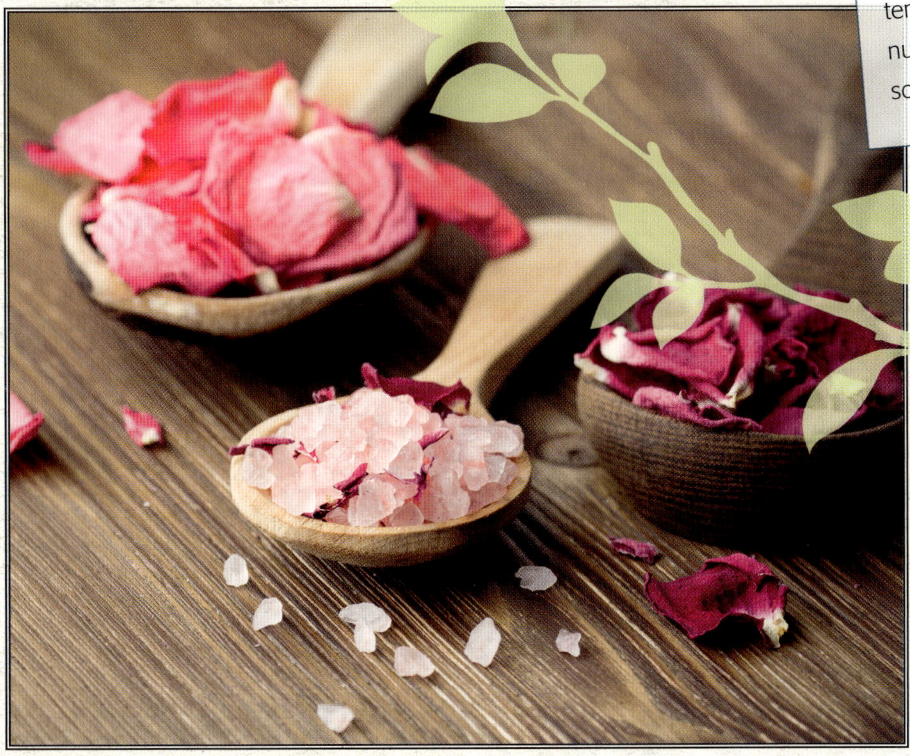

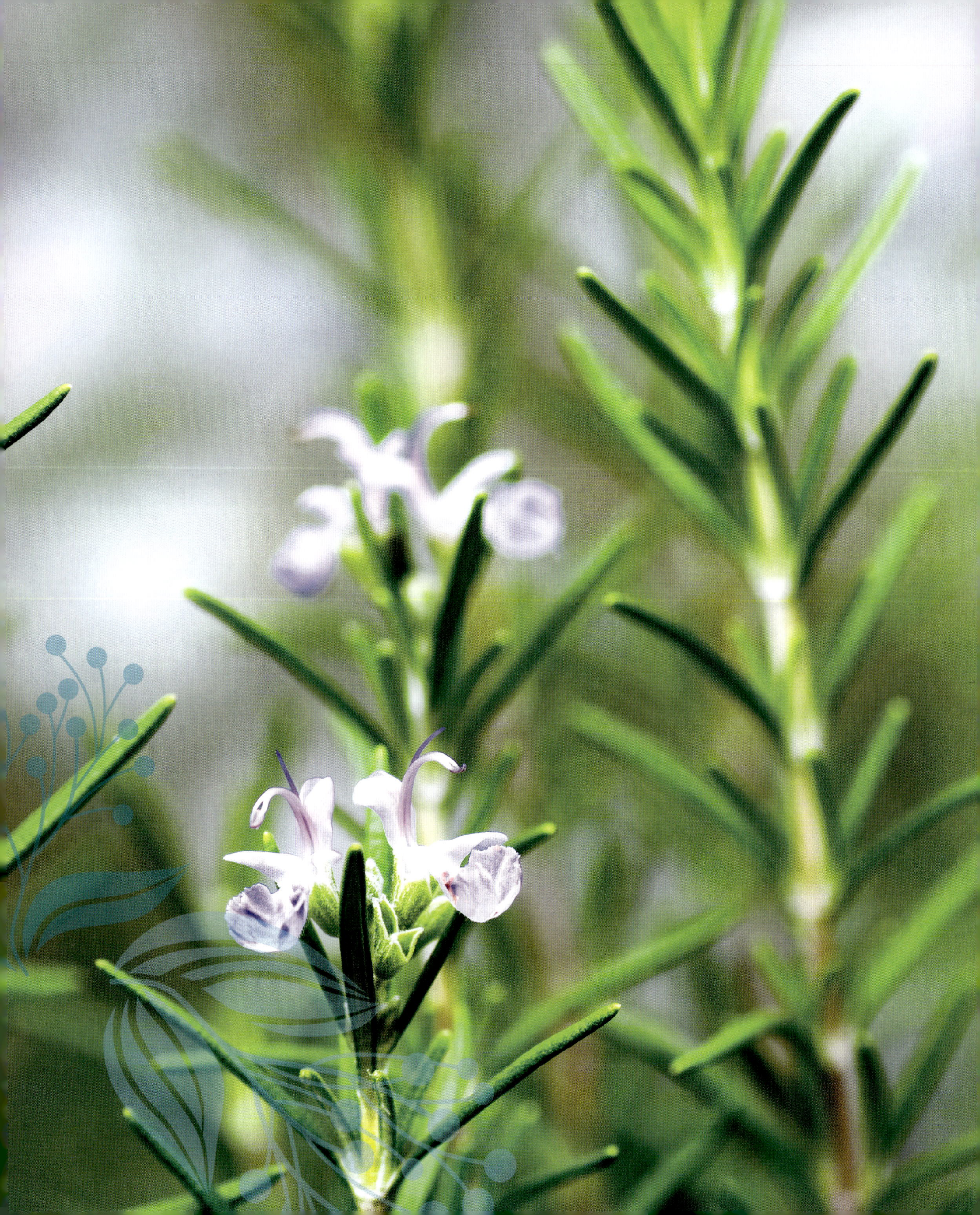

Rosmarin *(Rosmarinus officinalis)*

Es waren Mönche, die ab dem 8. Jh. den Rosmarin in die Klostergärten nördlich der Alpen brachten, zunächst zu Heilzwecken, aber auch für den Verzehr. Salbei, Rosmarin, Thymian – sie alle fanden über die Klostergärten des Mittelalters Einzug in unsere Gärten und sind zugleich Würz- und Heilkräuter.

Verborgene Eigenschaften

Gewürz, Hochzeitskranz, Badeduft, Zauberkraut – auch im Rosmarin schlummern viele verborgene Eigenschaften. Schon Griechen und Römer bekränzten ihre Götterbilder mit den Zweigen des immergrünen, würzig duftenden Strauchs. Rosmarin ist ein uraltes Hausmittel bei Gedächtnisstörungen und bei Vergesslichkeit, wobei er in Teeform mit Salbei kombiniert verabreicht wird. Daneben enthält er eine breite Palette von ätherischen Ölen, wie Borneol, Cineol, Campher und Pinen, besitzt Calcium, Eisen, Niazin und Vitamin C in größeren Mengen und kann noch mit Gerb- und Bitterstoffen aufwarten. Er wirkt stärkend auf das Herz, allgemein beruhigend und entspannt Körper und Geist.

Rosmarin ist aber nicht nur ein wirksames Heilkraut bei allerlei körperlichen Beschwerden. Ihm werden auch magische Kräfte zugeschrieben. Schon im Altertum glaubte man, er habe die Kraft, jene Dämonen zu bannen, die den Menschen in allen wichtigen Lebenssituationen wie Geburt, Hochzeit und Tod bedrohen. Weil das Kraut der aromatischen Pflanze immergrün ist, gilt sie auch als Symbol der ehelichen Treue. Es war üblich, dass die Braut ihrem Bräutigam heimlich einen Zweig Rosmarin ins Hutfutter steckte, damit er ihr treu bleibe. Und solange eine Jungfer nicht bereit ist, sich zu vermählen, sollte sie einen Kranz aus Blumen winden und ihn sich aufs Haupt setzen, denn Kränze aus Blüten und Kräutern sind seit alters ein Symbol der Reinheit und keuschen Jungfräulichkeit.

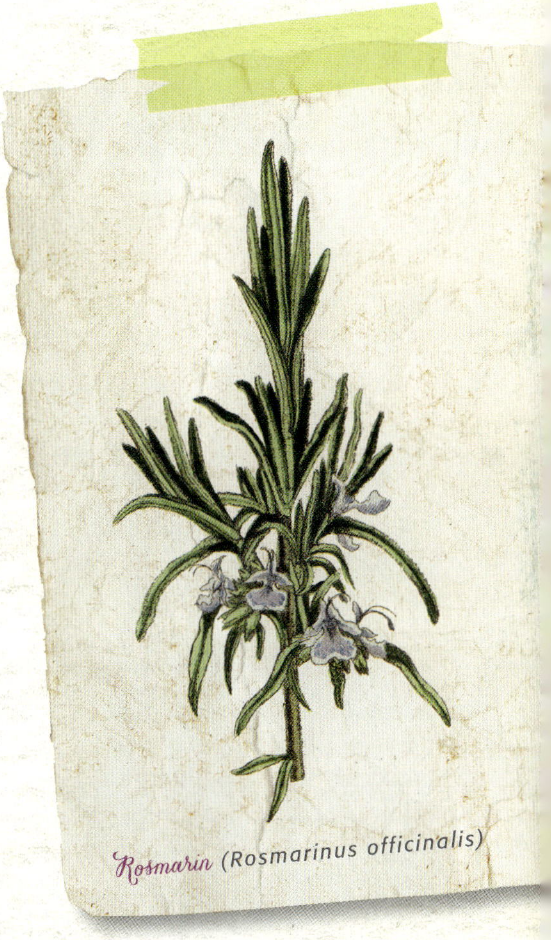

Rosmarin (Rosmarinus officinalis)

Rosmarin in Garten und Küche

Die meisten Rosmarinsorten sind nicht frosthart, neue Züchtungen wie 'Arp', 'Hill Hardy' oder 'Veitshöchheim' können aber in warmen Lagen mit gutem Winterschutz an die Südwand oder in den Steingarten gepflanzt werden. Der Boden sollte mager, trocken und durchlässig sein, gedüngt wird einmal im Jahr mit Kompost.

In der Küche wird Rosmarin entweder mitgekocht oder mitgebraten. Erst in der Hitze entfaltet er nämlich sein volles Aroma. Verwenden Sie ihn aber nur sparsam, da er frisch und auch getrocknet sehr intensiv schmeckt.

Rosmarin soll die Leidenschaft steigern, er gilt aber auch als Kraut der Treue. Eine Tinktur aus Rosmarin soll bei Liebeskummer helfen.

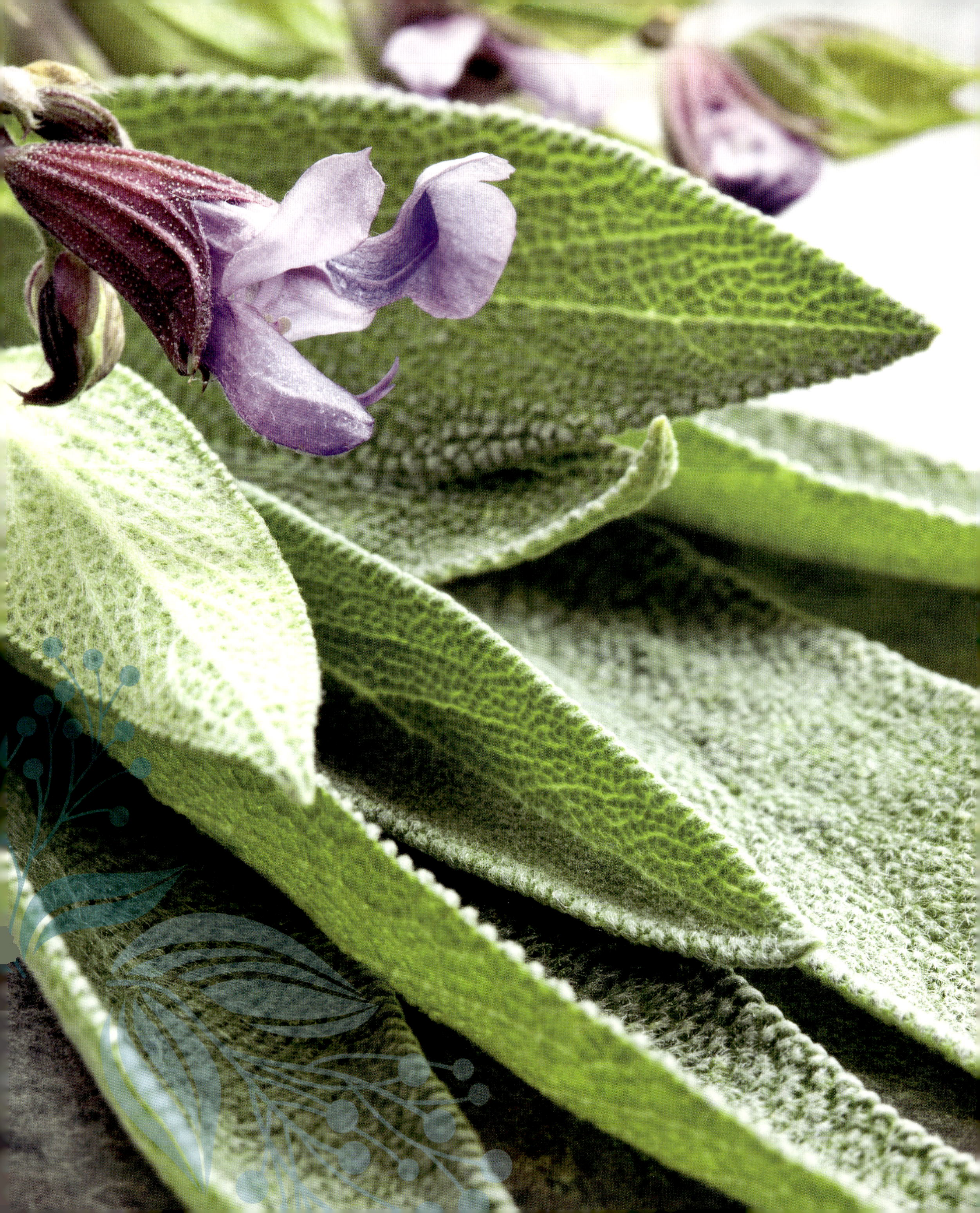

Salbei *(Salvia officinalis)*

In den Klostergärten des Mittelalters zählte Salbei zu den wichtigsten Kräutern. Es waren die Römer, die den mediterranen Lippenblütler über die Alpen mitgebracht hatten. Die Pflanze mit dem intensiven würzig-bitteren Aroma ist nicht nur Gewürz und Medizin, sondern auch Zierde und Zauberkraut.

Der Reiz des Kostbaren

Salbei ist in jeder Hinsicht eine bemerkenswerte Pflanze. Es gibt wohl kein Gartencenter ohne Salbei in allen Formen und Farben und in beinahe jedem Garten ist er zu finden. Weltweit gibt es über 800 Arten mit noch mehr Sorten. Das Besondere und Wertvolle geht aber verloren, wenn es im Übermaß vorhanden ist. Das gilt leider für so vieles in unserer Welt des Überflusses. Für die Menschen des Mittelalters sah das noch ganz anders aus. Die kostbaren mediterranen Heilkräuter wie Salbei, Kamille, Rosmarin und Thymian gediehen zunächst gut verborgen hinter Klostermauern und das Geheimnis um ihre Heilwirkung wurde von Mönchen gehütet. Erst nach und nach gelangten einzelne Exemplare in die Gärten der ländlichen Bevölkerung. Wir können nur ahnen, wie sorgsam die Menschen diese Schätze gehütet haben müssen. Ging eine Pflanze ein, war es nicht einfach, Ersatz zu besorgen. Erst die jahrhundertelange liebevolle Hege und Pflege durch den mit Pflanzen innig verbundenen Menschen hat es ermöglicht, dass sich die Gäste aus dem Süden bei uns dauerhaft etablieren konnten.

Den Durchbruch verdankt Salbei jedoch keinem Geringeren als Karl dem Großen. Der ehrgeizige Kaiser förderte Bischofsschulen und Klöster, holte Gelehrte an seinen Hof und sorgte dafür, dass die Früchte dieser hohen Kultur auch im Land Verbreitung fanden.

- **Eine Neuerung Karls** mit weit reichender Wirkung war die Landgüterordnung *Capitulare de villis* aus dem Jahr 794. Darin schrieb er unter anderem den Anbau von bestimmten Heilpflanzen und Kräutern vor, wozu auch Salbei zählte.

- **Die Kräuter** wurden getrocknet und aufbewahrt, um im Bedarfsfall als Arznei zur Verfügung zu stehen.

Der Botaniker und Arzt Hieronymus Bock (1498–1554) schreibt über den Salbei: »Unter allen Gewächsen steht kaum eines über dem Salbei. Es dient dem Arzt, dem Koch, den Armen und den Reichen.«

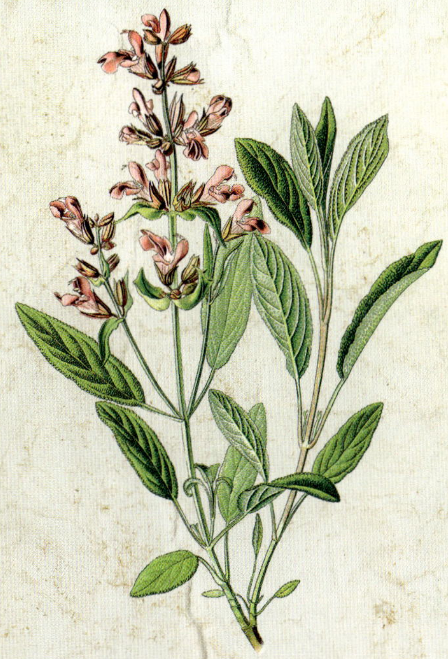

Salbei (Salvia officinalis)

Der würzig frische Rauch hat desinfizierende Wirkung. Mit Salbei räucherte man Krankenzimmer aus, aber auch Räume, in denen man einen unguten Geist vermutete.

Die Wertschätzung, die dem Salbei entgegengebracht wurde, war hoch. Dies zeigt auch das mittelalterliche Sprichwort »Cur moriatur homo cui salvia crescit in horto?« – »Warum sollte ein Mensch sterben, in dessen Garten Salbei wächst?« Der um 809 im Schwäbischen geborene Walahfried Strabo, später Abt des auf der Reichenau gelegenen Benediktinerklosters, verfasste um 840 das erste botanische Lehrbuch, in dem er besonders Salbei als wahres Allheilmittel lobte. Hildegard von Bingen (1098–1179) empfahl den Gebrauch von Salbei zur Entgiftung des Körpers und bei zahlreichen Leiden.

Im Fokus der Medizin

Das Powerkraut ist vollgepackt mit ätherischen Ölen, Thujon, Campher, Cineol sowie weiteren Terpenen; Gerbstoffe, darunter die Rosmarinsäure, Bitterstoffe wie Salvin, Flavonoide, Glykoside und Triterpene sind ebenfalls in den Blättern enthalten. Viele dieser Inhaltsstoffe finden wir auch in anderen Heilpflanzen, der Salbei hat sie alle. Am bekanntesten ist wohl die antibakterielle Wirkung, weswegen man ihn in Form von Salbeibonbons oder Tee bei Husten, Halsschmerzen und Heiserkeit verwendet.

Doch damit nicht genug: Salbei stärkt das Nervensystem, mildert Stress, löst Verkrampfungen, verhilft zu Ausgeglichenheit und Entspannung und behebt chronische Ermüdungserscheinungen. Der französische Therapeut Maurice Mességué empfiehlt ihn über-

Salbei im Garten

Gartensalbei liebt es sonnig und trocken auf eher steinigem Grund, der mager oder mittelmäßig nährstoffreich sein darf. Die Pflanze wird bis zu 60 Zentimeter hoch und bildet einen verholzten Halbstrauch. Der ideale Pflanzabstand liegt bei 30 bis 40 Zentimeter. Nach der Blüte von Juni bis August wird der Salbei zurückgeschnitten. Buntlaubige Sorten wie 'Tricolor' sind ein Blickfang im Kräuterbeet. Für die Hausapotheke werden die Blätter vor der Blüte geerntet und an einem luftigen und schattigen Ort zum Trocknen ausgelegt.

Bei der Salbeiernte im Mittelalter musste man die Füße waschen und eine saubere weiße Tunika tragen.

arbeiteten Menschen, Prüfungskandidaten, Übernervösen und Deprimierten. Salbei sorgt für mehr Gelassenheit, regt gleichzeitig an und stärkt den Blutkreislauf. Er reinigt das Blut, lindert Beschwerden bei Magen-, Darm-, Hautentzündungen und Hämorrhoiden.

Doch zwei Einschränkungen für den Gebrauch von Salbei gilt es zu beachten:

- **Bestimmte Inhaltsstoffe** des Salbeis stoppen die Schweißbildung durch die Hemmung der Schweißdrüsen. Wenn Schwitzen erwünscht ist, zum Beispiel bei fiebrigen Erkrankungen, also keinen Salbei verwenden. Auch in der Schwangerschaft und während der Stillzeit sollte Salbei nicht verwendet werden, da er die Milchbildung hemmt.

- **Nicht nur für Salbei gilt,** das Pflanzen mit einem hohen Gehalt an wirksamen Inhaltsstoffen ein Medikament sind und nicht zum täglichen Gebrauch bestimmt. Bei Überdosierung und Dauergebrauch kann Salbei sogar giftig wirken. Auch der tägliche Genuss von Kamillen- oder Pfefferminztee ist auf Dauer kontraproduktiv.

Heute wissen wir auch, dass er Antioxidanzien enthält, welche die Schädigungen der Körperzellen durch freie Radikale abmildern.

Für die Hausapotheke werden die Blätter vor der Blüte geerntet und an einem luftigen und schattigen Ort zum Trocknen ausgelegt, ideal sind Tabletts oder größere Lagen aus Papier.

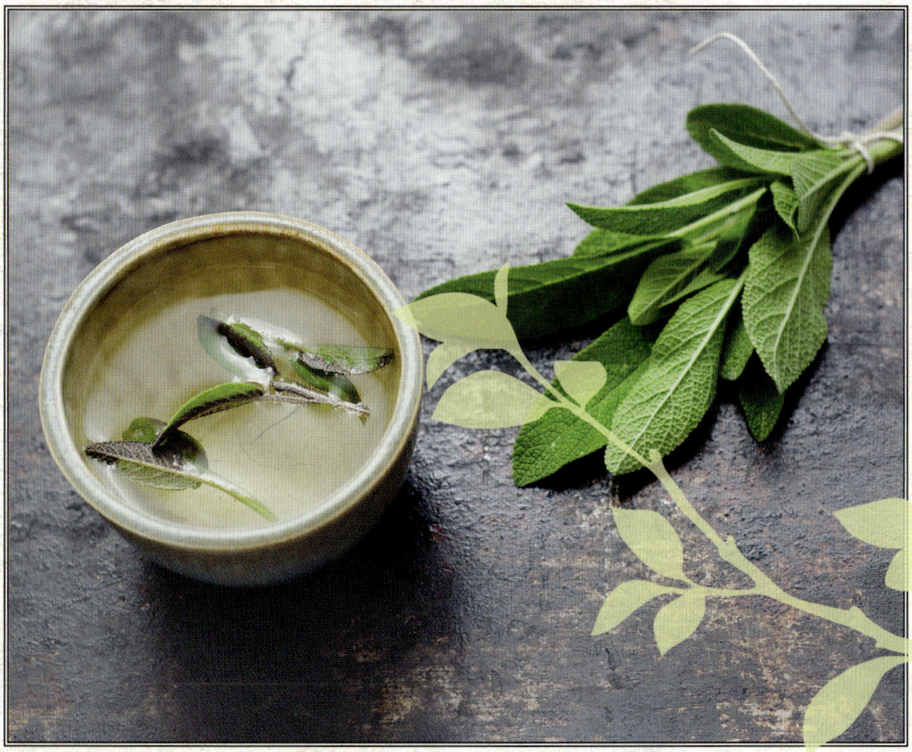

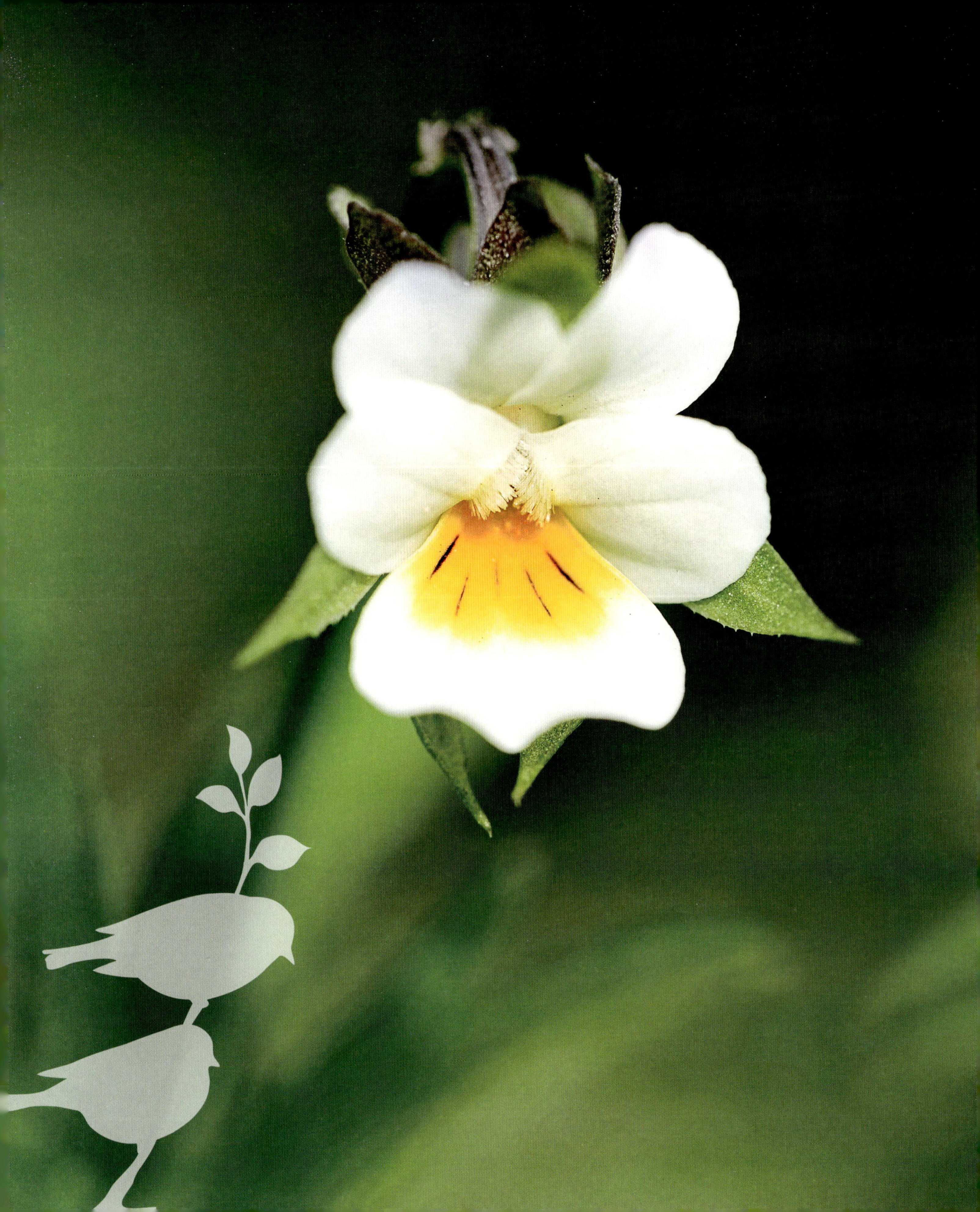

Wohl ist alles
in der Natur Wechsel,
aber hinter dem
Wechselnden
ruht ein Ewiges.

Johann Wolfgang von Goethe (1749–1832)

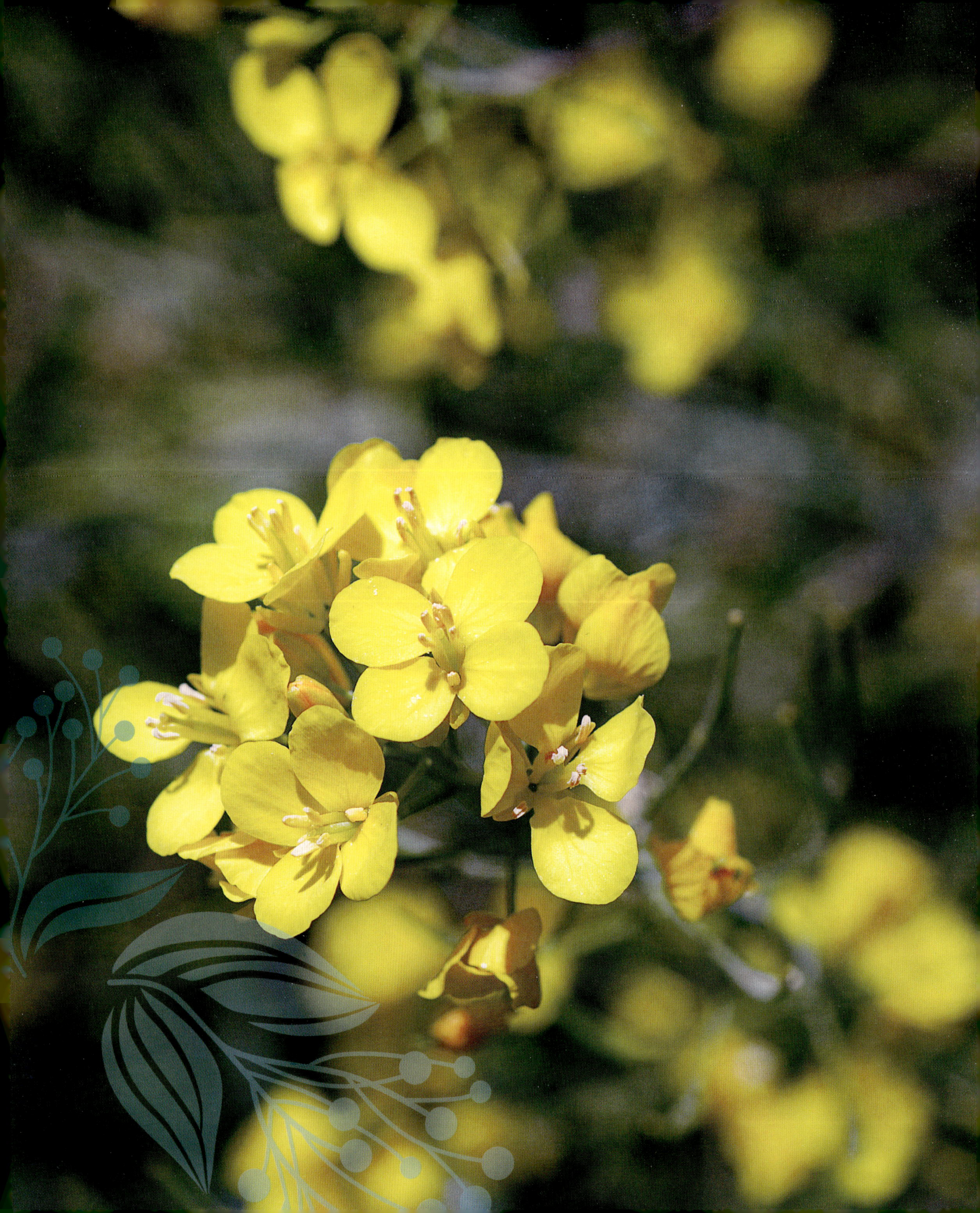

Senf (*Sinapis alba* syn. *Brassica hirta*)

Über Kleinasien kam das Ackerkraut nach Griechenland. Im alten Rom empfahlen Ärzte Senf als Aphrodisiakum, aber auch gegen Haarausfall, Aussatz und Läuse. Im Mittelalter hieß es: »Senf stärkt die Verdauung und zerteilt die grobe Speis im Magen.« Im 17. Jahrhundert war Senf eine Delikatesse.

Gelb, braun, schwarz

In der Küche verwenden wir meist die gelben Körner des Weißen Senfs *(Sinapis alba)*, daneben gibt es aber noch Schwarzen Senf *(Brassica nigra)* und Braunen Senf *(Brassica juncaea)*. Sie unterscheiden sich deutlich im Geschmack. Gelbe Senfsaat ist eher mildwürzig, die beiden anderen haben einen schärferen und kräftigeren Geschmack. Durch das Mischen kann man auch die Schärfe des Speisesenfs beeinflussen.

In der asiatischen und besonders der indischen Küche wurden überwiegend schwarzer und brauner Senf verwendet. Die Senfkörner entfalten ihr typisches Aroma aber erst, wenn sie zuvor in Fett oder Öl angebraten werden. Man gibt sie deshalb als Erstes in die Pfanne oder den Topf. Wenn sie wie Popcorn zu platzen beginnen, fügt man die anderen Gewürze und weitere Zutaten hinzu. Werden sie einfach nur in den Topf gegeben und mitgegart, wird man eher enttäuscht sein; man schmeckt nichts vom Senf.

Heilendes Senföl

Es gibt verschiedene Pflanzen aus der Familie der Kreuzblütengewächse, die Senföl produzieren. Doch Senfkörner enthalten besonders viele ätherische Öle, die auch den scharfen Geschmack verursachen. Eigentlich dienen Senföle dazu, die Pflanze vor gierigen Insekten zu schützen. Doch weiß man inzwischen auch, dass sie Bakterien und Viren in Schach halten, die Atemwegs- oder Darminfekte auslösen. Da sie Pilze effektiv bekämpfen, lassen sich Senföle auch gegen Harnwegsinfekte einsetzen.

Senf im Garten

Senf ist anspruchslos. Seine tief reichenden Wurzeln lockern und durchlüften den Boden, weswegen er als Gründüngerpflanze gesät wird. Gerne wächst er auf kalkhaltigen, humosen Böden und liebt Sonne und Trockenheit. An einem sonnigen Standort keimt Senf ähnlich schnell wie Kresse.

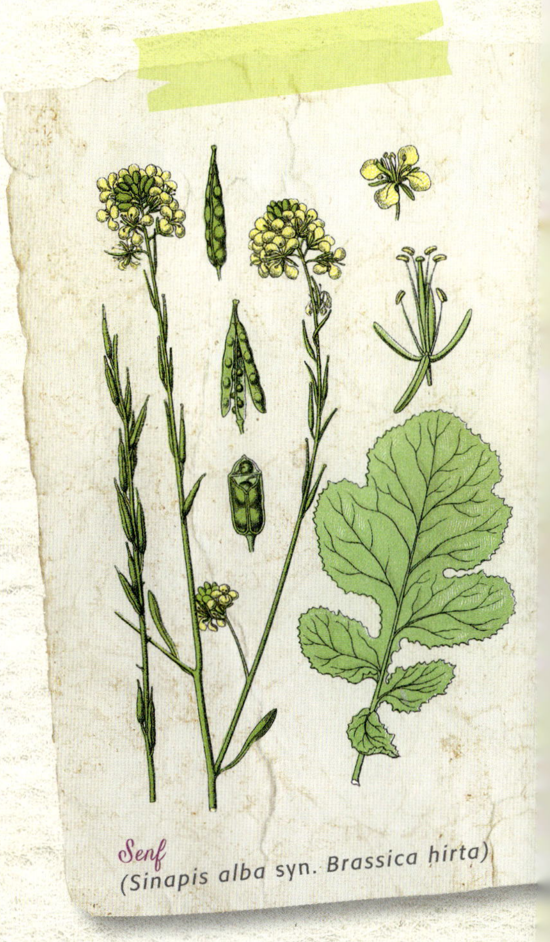

Senf ist eine einjährige Pflanze aus der Familie der Kreuzblütler, verwandt mit Raps, Rettich, Kresse und Kohl. Die leuchtend gelben Blüten sind weithin sichtbar.

Weide (Salix spec.)

Kaum ein Baum oder Strauch, der so viel Regenerationskraft in sich trägt wie die Weide – sie ist fast ein Inbegriff der Unsterblichkeit. Weltweit gibt es etwa 500 Weidenarten, die einzige Gemeinsamkeit in der großen Pflanzenfamilie ist die Vorliebe für feuchten Untergrund.

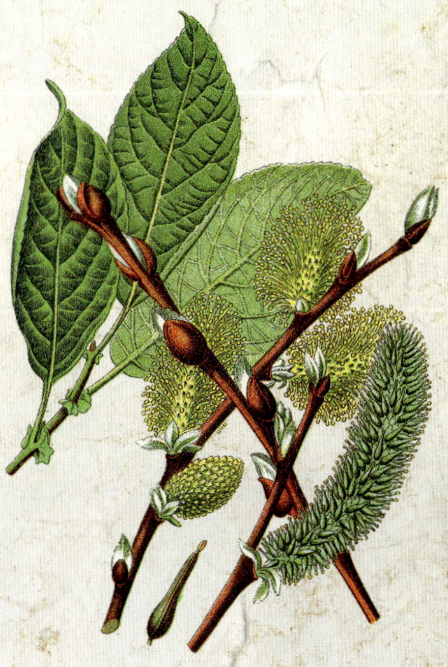

Weide (Salix spec.)

Die Weide ist sehr anpassungsfähig. Findet sie optimale Bedingungen vor und wird nicht gefällt, kann sie sich zu einem Baum von bis zu 30 Meter Höhe entwickeln.

Kopfweiden und Korbflechter

Ob Kiepen zum Holzlesen oder Körbe für die Kartoffelernte oder den Einkauf: Flechtwerk aus Weidenruten fand sich jahrhundertelang in nahezu jedem Haushalt. Früher verstanden sich noch viele Menschen auf das Flechten einfacher Körbe, doch heute gibt es Körbe meist billiger im Supermarkt, wie so vieles. Mein Onkel jedenfalls stellte seine Körbe selbst her. Auch wenn er kein gelernter Korbflechter war, konnten sich seine Kreationen sehen lassen. Er schnitt zunächst biegsame Zweige von einer großen Kopfweide, stellte sie zu einem aufrechten Bündel und umgab dieses mit Erde. Ein bis zwei Wochen später stellte er die Zweige für eine Zeit in Wasser. Er sagte, dass sie sich dann leichter schälen lassen, als wenn man sie nur wässert.

Kopfweiden gab es damals noch überall, sie prägten die Landschaft meiner niederrheinischen Heimat. Überall entlang der Bäche und Flüsse konnte man sie finden. Die typische Kopfform entsteht durch das jährliche Entfernen der austreibenden Zweige und Äste am abgesägten Stamm, wobei sich die Schnittstellen allmählich verdicken. Die Zweige der Kopfweiden dienten als Material für die Korbflechter, aber auch im Bauhandwerk, in Flechtwänden von Fachwerkhäusern und für den Bau von Rieddächern hat man sie verwendet. Vor meinem Haus steht noch immer eine wunderschöne Kopfweide. Besonders im Winter ist sie ein prächtiger Anblick, wenn sich ihre Zweige rötlich und gelb verfärben.

Weiden wachsen gerne in der Nähe von Gewässern. Während der Blütezeit stehen sie unter Naturschutz.

Fragen Sie beim örtlichen Naturschutzverein, ob es Kopfweiden gibt. Sie werden jährlich geschnitten und das dabei anfallende Schnittgut meist umsonst abgegeben.

Von den Germanen und Kelten wurde berichtet, dass sie Weidezweige auskochten, den Sud tranken oder als Umschläge gegen schmerzende Glieder oder schlecht heilende Wunden verwendeten.

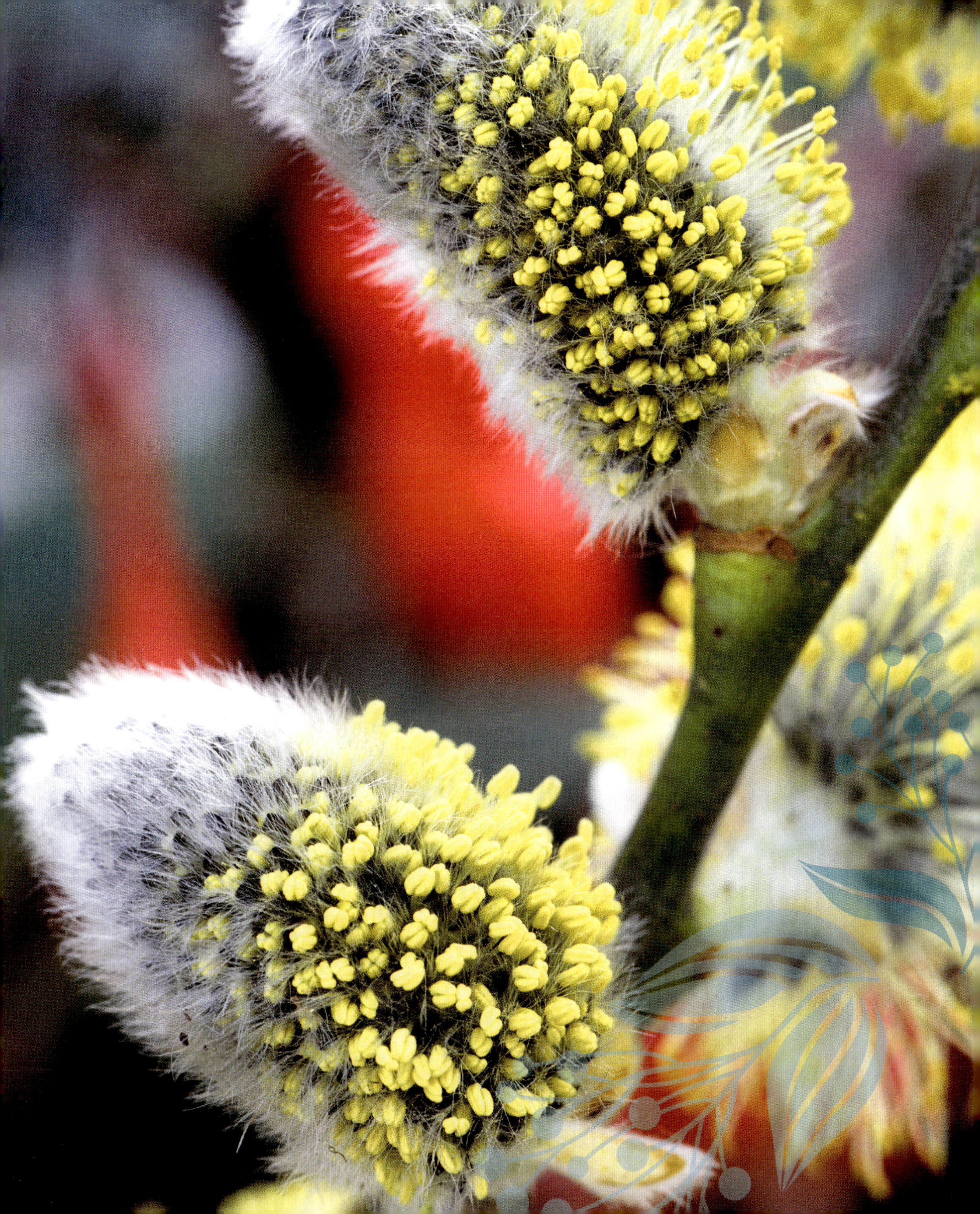

Von der Heilwirkung und anderen Vorzügen

Nach der Signaturenlehre lässt Gott dem Menschen für jede Erkrankung eine Heilpflanze wachsen, der Mensch muss jedoch die Zeichen und Hinweise (Signatur) erkennen. So wächst die Weide als Heilmittel neben der Quelle des Übels, in diesem Fall an Ufern von Gewässern, deren feuchtes Klima Rheumatismus entstehen lässt! Als Vater der Signaturenlehre gilt übrigens der berühmte Basler Arzt und Forscher Paracelsus.

In der traditionellen Volksmedizin wurde die Weide seit je eingesetzt. Früher tranken die Menschen Weidenrindentee wenn sie Fieber oder Schmerzen hatten. Auch bei rheumatischen Erkrankungen und Entzündungen behalf man sich mit Tee oder Tinktur aus Weidenrinde. Heute ist allgemein bekannt, dass sie fiebersenkende, entzündungshemmende und schmerzlindernde Wirkstoffe enthält.

Zu Beginn des 19. Jahrhunderts entdeckten Chemiker den besonderen Wirkstoff der Weidenrinde und isolierten ihn: Salicin. Hermann Kolbe (1818–1884) gelang ein Verfahren zur Herstellung von Salicylsäure, jedoch mit schweren Nebenwirkungen. Der Durchbruch gelang Felix Hoffmann (1868–1946), der 1897 Salicylsäure in die verträglichere Acetylsalicylsäure (ASS) umwandelte und in Reinsynthese herstellen konnte. Nun war der Siegeszug des ursprünglich aus der Weide stammenden Wirkstoffs – bekannt unter dem Namen Aspirin – nicht mehr aufzuhalten.

Bachblüte Willow 38

Bachblüten sind schon seit ihrer Entdeckung ein sehr beliebtes Mittel aus der Naturheilkunde. Dr. Edward Bach entdeckte und studierte schon in den 30er-Jahren intensiv die Wirkung jeder einzelnen Blüte. Die Blüte der Weide ist die Bachblüte Nummer 38 mit dem Namen »Willow«.

Sie ist die Schicksalsblüte. Ihr Thema ist es zu lernen, das eigene Schicksal anzunehmen, ohne Verbitterung, Jammern und ohne sich als Opfer zu sehen. Sie beinhaltet aber die Möglichkeit einer konstruktiven Grundhaltung, mit der man die Selbstverantwortung für sein Leben übernimmt, um vom Opfer zum Meister zu werden.

Lebendige Zäune

Ein eingezäunter Garten schützt unsere Beete vor ungebetenen Mitessern und erfüllt gleichzeitig das Bedürfnis nach Geborgenheit. Wer wie ich den Aufwand scheut, Löcher zu graben, Betonsockel zu gießen und pflegeintensive Holzzäune zu montieren, kann sich die Wuchskraft der Weide zunutze machen. Schneiden Sie dazu im zeitigen Frühjahr etwa 70 Zentimeter lange und 2 Zentimeter dicke Ruten und stellen Sie diese zunächst 12 Stunden ins Wasser. Dann stecken Sie sie im Abstand von etwa 20 Zentimetern ungefähr 25 Zentimeter tief ins Erdreich. Im zweiten Jahr verflechten sie die angewurzelten Stecken rautenförmig miteinander, in den Folgejahren beziehen Sie die Seitentriebe mit in das Geflecht ein, damit es schön dicht wird. Mit etwas Fantasie lassen sich aus Weidenruten kunstvolle Bauten, Hallen, ja sogar Skulpturen im Garten erstellen. Alles, was sie brauchen: jede Menge geschnittener frischer Zweige. Ob Kriechgänge, Weidentunnel oder Weidentipi für Kinder, ein Labyrinth, korbförmige Hütten, Laubenpavillons oder sogar Tore, Türme und Lauben.

Aus Weidenholz werden Wünschelruten hergestellt und auch Harfen. Die älteste aus einem Stück gearbeitete Harfe stammt aus dem 12. Jahrhundert.

Bei guter Wässerung in den ersten Jahren können Weiden sogar auf aufgeschütteten, steinigen Böden gedeihen. Gepflanzt werden kann das ganze Jahr, außer an Frosttagen.

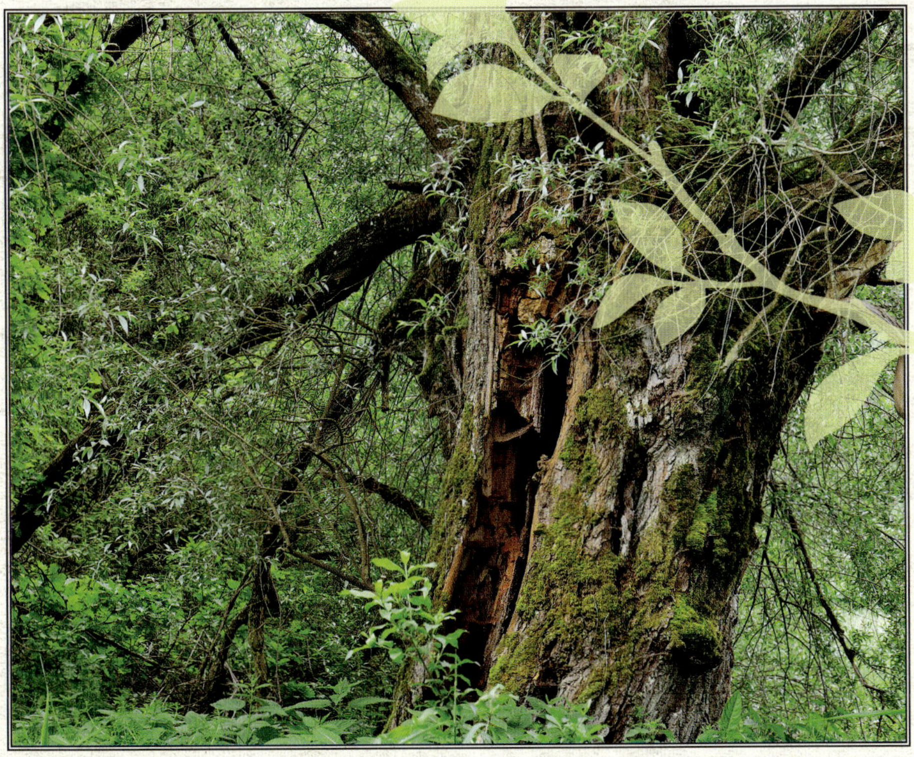

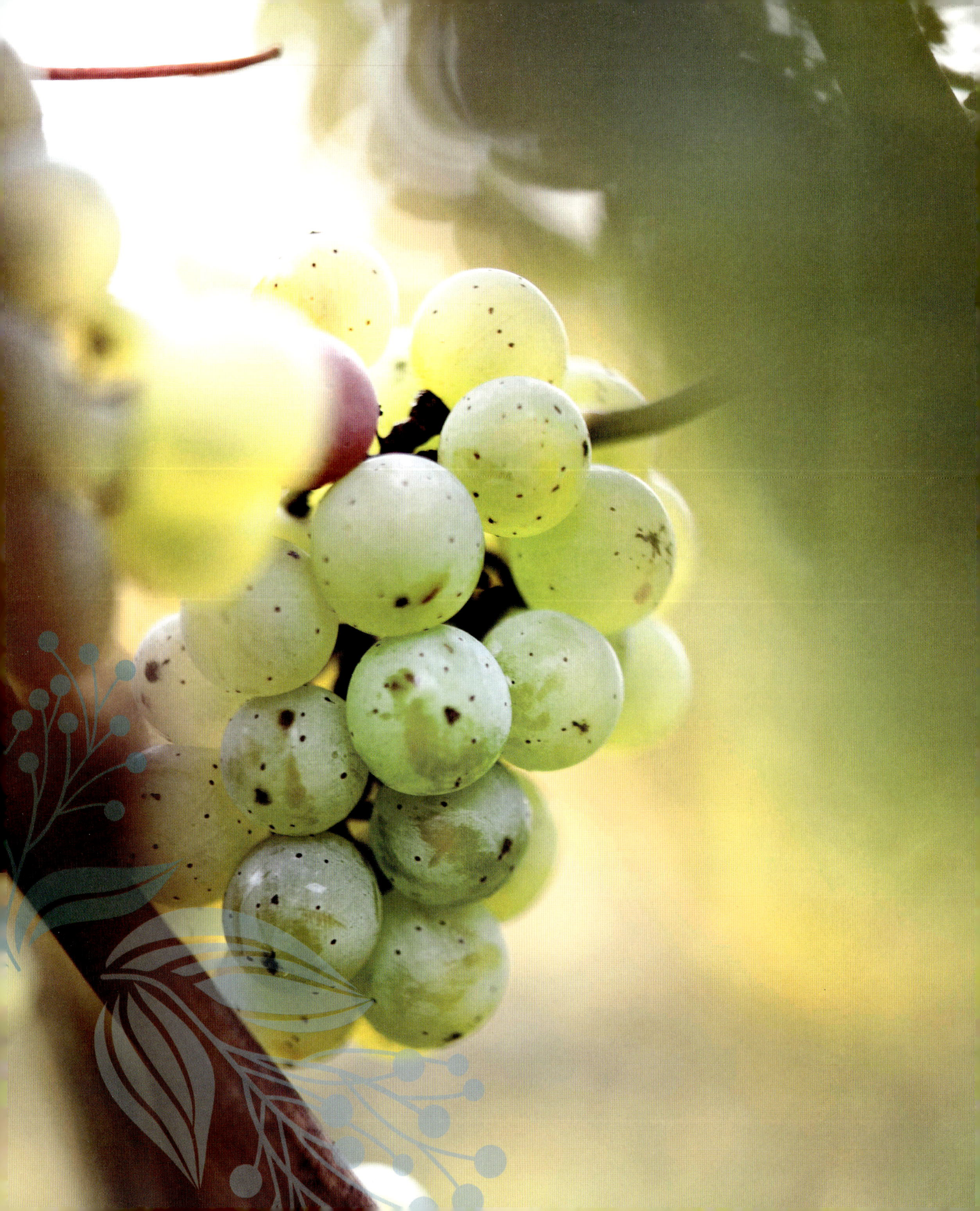

Weinrebe (Vitis vinifera)

In jeden Garten gehört ein Weinstock, passendes Klima vorausgesetzt. Meine 'Blaue Gundel' ist weit über 30 Jahre alt und in ihrer Wuchskraft ungebrochen. Einmal vernachlässigt, schickt sie ihre meterlangen Ranken die Bäume empor, ganz wie ihre wilden Vorfahren in den Auwäldern.

Genuss und Symbol

Wein und Weintrauben stehen für den Genuss schlechthin. Und die Kulturgeschichte des Weins ist so lang wie seine Ranken, die man zu schneiden vergessen hat. Aus dem heutigen Syrien ist eine Traubenpresse bekannt, die sage und schreibe 8000 Jahre alt ist. In der heutigen Türkei und in Persien fanden Forscher sogar Traubenkerne, die aus der Zeit um 10.000 vor Chr. stammten. Die ersten bildlichen Darstellungen der Weinbereitung stammen aus Ägypten.

Hippokrates empfahl übrigens bereits um 400 v. Chr. Rotwein als Heilmittel. Ihm wurden u.a. desinfizierende, beruhigende und schmerzlindernde Wirkungen zugeschrieben. Im alten Rom sah man im Rotwein ein Mittel, das bei fieberhaften Magen-Darm-Erkrankungen und für Umschläge bei offenen Wunden hilft.

Der römische Gott Bacchus und sein griechischer Kollege Dionysos waren für den Wein und gleichzeitig für die Fruchtbarkeit zuständig. »In vino veritas«, im Wein ist Wahrheit, schrieb der antike griechische Lyriker Alkaios. Wer will das bezweifeln?

Wein darf auch in der Bibel nicht unerwähnt bleiben. Nach der Sintflut, als die Erde wüst und leer war, fiel Noah nichts Besseres ein, als einen Weinberg anzulegen. Damit begann alles auf der Erde noch einmal von vorne, nicht wie beim ersten Mal im Garten Eden, sondern auf dem Weinberg als beglückendes Paradies.

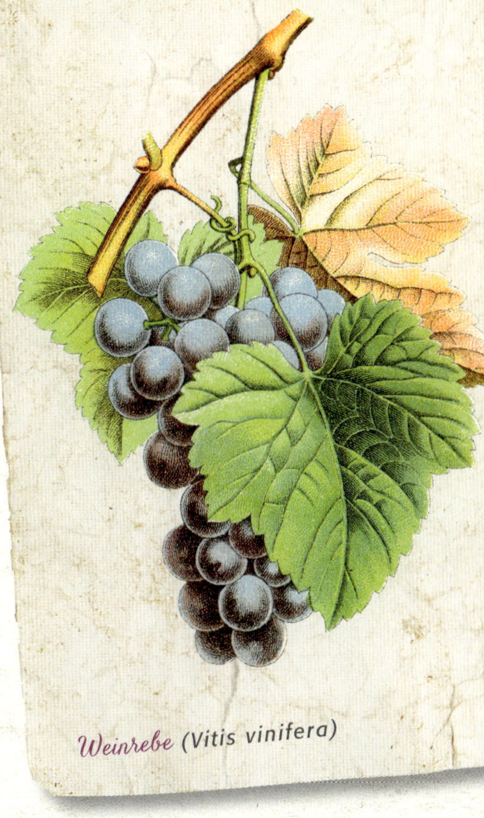

Weinrebe (Vitis vinifera)

Die wilden Vorfahren des Weins, genauer die Gattung *Vitis*, sind auf der gesamten Nordhalbkugel beheimatet. In Europa findet sich als einzige Rebenart *Vitis vinifera.*

Wein im Garten

Weinreben sind Einzelgänger und wollen frei und sonnig stehen. Sie haben die Wahl zwischen etlichen für den Hausgarten gezüchteten Sorten, darunter auch frostharte, die bis zu minus 20 Grad problemlos wegstecken. Ich empfehle für den Garten pilzresistente Tafeltraubensorten wie 'Calastra', 'Muscat Bleu', 'Palatina', 'Phoenix' und etliche andere, die nicht gegen Mehltau und andere Pilzinfektionen gespritzt werden müssen – der Vorteil liegt auf der Hand.

Von der Herstellung bis zur Wirkung von Wein

Ist die Rede vom Wein, denken wir meist weniger an die Trauben als an ein Gläschen gepflegten Rot- oder Weißwein. Doch vor dem Wein steht erst einmal die Traube oder botanisch korrekt: die Beere. Tafeltrauben sind ein beliebtes Obst und sehr gesund. In ihnen stecken die gesammelte Kraft eines langen Sommers und eine geballte Ladung Vitamine, Spurenelemente und andere nützliche Substanzen. An erster Stelle zu nennen sind Resveratrol und OPC (oligomere Procyanide). Im Team sind sie unschlagbar: Sie wirken sich positiv auf die Durchblutung aus und beugen so Herz- und Kreislauferkrankungen vor. OPC schützt nachweislich vor Infektionskrankheiten und übertrifft als Zellschutzstoff sogar die Vitamine C und E. Gleichzeitig erleichtert es die Aufnahme der beiden Vitamine im Körper und hilft im Zusammenspiel mit Resveratrol, den Cholesterinspiegel zu senken.

Gesunder Rebensaft

Viele Studien belegen, dass mäßiger Alkoholkonsum das Risiko für Herz-Kreislauf-Erkrankungen senkt. Zurückzuführen ist das vermutlich darauf, dass er das HDL-Cholesterin im Blut erhöht, die Verklumpung der Blutplättchen hemmt und die Konzentration des an der Blutgerinnung beteiligten Fibrinogens reduziert. Die in Wein enthaltenen Polyphenole und Enzyme sollen sogar gegen Krebs helfen. Allein die Menge bestimmt die Wirkung.

Wein aus Trauben

Die Weinherstellung ist eine besondere Wissenschaft. Beeren werden in einer Presse zerquetscht, dann wird die Masse, auch Maische genannt, entsaftet. Der Saft wird nun vergoren, ein Prozess, der von Weinhefen, die auf den Schalen der Beeren natürlich vorkommen, in Gang gebracht wird. Dabei wird der Zucker zu Alkohol, die Hefen gewinnen bei der Umwandlung Energie für ihren Stoffwechsel. Je höher der Alkoholgehalt des Weins, umso geringer die Restsüße.

Der so entstandene Jungwein wird geklärt und in Lagerfässer gefüllt, wo er unter Luftabschluss nachgärt. Je langsamer die Gärung abläuft, desto besser wird der Wein.

Unklar ist jedoch, welche Menge Alkohol erforderlich ist, um diese Wirkung zu erzielen. Die Empfehlungen schwanken zwischen 10 und 40 Gramm pro Tag. Ein großes Glas Rotwein (200 ml) enthält bereits 20 Gramm Alkohol.

Ob Wein rot oder weiß ist, hat nichts mit der Farbe der Trauben zu tun. Für Weißwein wird der Traubensaft vergoren, bei Rotwein vergärt man den Trester mit, das sind die ausgepressten Beeren.

Weinessig hat ähnlich gute Inhaltsstoffe wie der Wein selbst, er regt die Bauchspeicheldrüse samt Stoffwechsel an und hilft, Rohkost und Eiweiß zu verdauen. Ein Gläschen verdünnter Rotweinessig am Abend vor dem Schlafengehen hilft nach einem zu üppigen Abendessen beim Durchschlafen. Besonders wertvoll ist Traubenkernöl.

- **Es enthält einen hohen Prozentsatz an ungesättigte Fettsäuren,** allen voran die besonders wertvolle Linolsäure. Diese wirkt nachweislich günstig auf Blutdruck und Blutfettspiegel und kann Thrombosen, Herzinfarkt und Schlaganfall vorbeugen.

- **Das Polyphenol Procyanidin (OPC) und Vitamin E** sind in Traubenkernöl reichlich enthalten. Sie schützen unsere Körperzellen vor freien Radikalen und beugen damit sowohl der Alterung als auch dem Krebsrisiko vor.

Der Wein hat als fester Bestandteil in der Eucharistiefeier und beim Abendmahl in den christlichen Kirchen eine große Bedeutung.

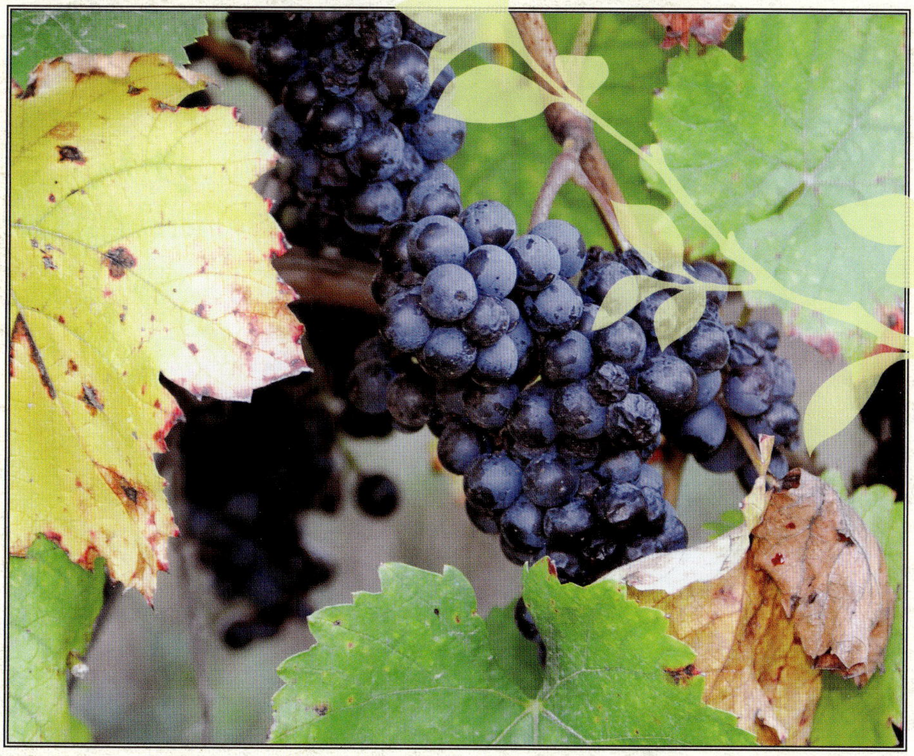

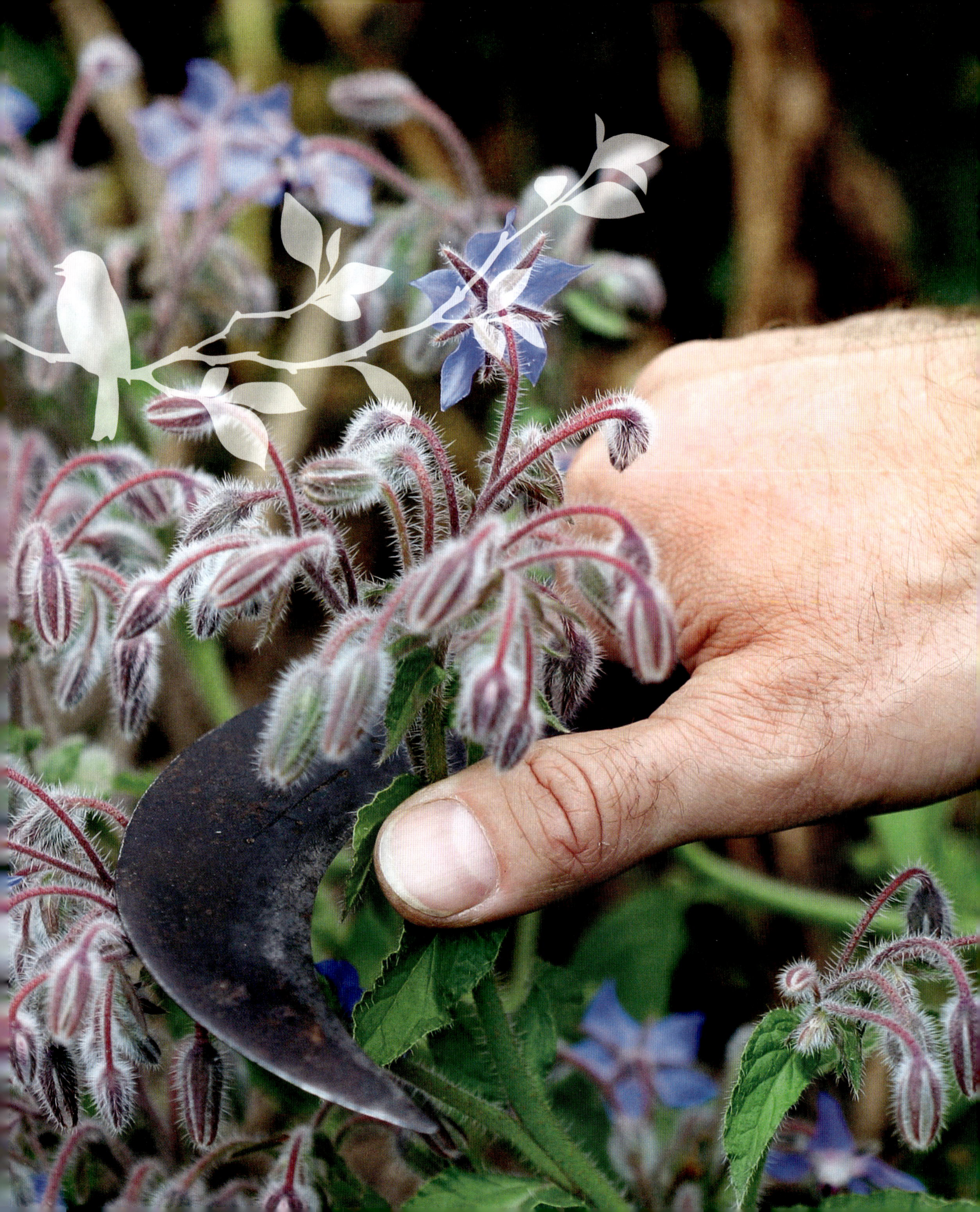

Kräuter aus dem eigenen Garten

Körper und Seele mit Kräutern verwöhnen

Kräuter können selbst gezogen, geerntet und verarbeitet werden

Kräuter sind voller gesunder Inhaltsstoffe

Genügsame Sonnenanbeter

Kräuter sind genügsam. Sie gedeihen im kleinsten Topf, auf der Fensterbank, auf der Treppe oder einfach vor der warmen Hauswand. Steht ein Garten zur Verfügung, lohnt es sich natürlich, über die Anlage eines Kräuterbeets nachzudenken.

Der ideale Standort für ein Kräuterbeet ist vollsonnig und vor Wind geschützt. Vorsicht bei Bodensenken. In ihnen sammelt sich kalte Nachtluft, was Kräuter gar nicht schätzen.

Ein kleines Kräuterbeet in Hausnähe oder an der Terrasse kann bei geschickter Bepflanzung die ganze Saison über schmackhafte und gesunde Kräuter liefern. Die einfachste Variante ist die Rechteckform. Auf einer Fläche von ca. 10 m^2 lassen sich bereits bis zu 20 Arten unterbringen. Dies ist ausreichend, um eine vierköpfige Familie mit Würz-, Tee- und Heilkräutern zu versorgen. Ideal für ein Kräuterbeet ist ein sonniger, vor Wind geschützter Platz. Und zwar Sonne von morgens bis abends, wenn möglich. Für üppiges Gedeihen ist das ganz wichtig und Sie werden den Unterschied auch schmecken. Nicht umsonst sind Würzkräuter und Heilpflanzen, die unter mediterraner Sonne gewachsen sind, besonders geschmacksintensiv. Nur wenige einheimische Arten wie Schnittlauch oder Engelwurz geben sich mit halbschattigen Orten zufrieden.

Und wenn Sie kein eigenes Kräuterbeet anlegen wollen: Integrieren Sie die Pflanzen einfach im Gemüsebeet oder Ziergarten. Die aromatischen Düfte und Abscheidungen der Wurzeln helfen Schädlinge zu vertreiben und haben einen positive Einfluss auf das Wachstum der Gartenfrüchte. Das Thema Interaktion und auch Kommunikation von Pflanzen mit Schädlingen ist übrigens auch im Focus moderner Forschung: In Rosenbeeten sorgen Lavendel, Salbei oder Thymian für attraktive Farbkombinationen; im Steingarten fühlen sich Thymian, Ysop und Bergbohnenkraut wohl.

Die Natursteinmauer

Eine Trockenmauer besteht aus zwei parallel dicht nebeneinander gebauten und leicht nach innen geneigten Mauern aus Naturstein, deren Zwischenraum mit einem Sand-Erde-Gemisch verfüllt wird. In den Mauerritzen gedeihen Thymian und Quendel, auf der Mauerkrone Lavendel oder Salbei. Dill, Estragon oder Petersilie kommen an die Nordseite, Basilikum, Majoran, Rosmarin werden südseitig platziert.

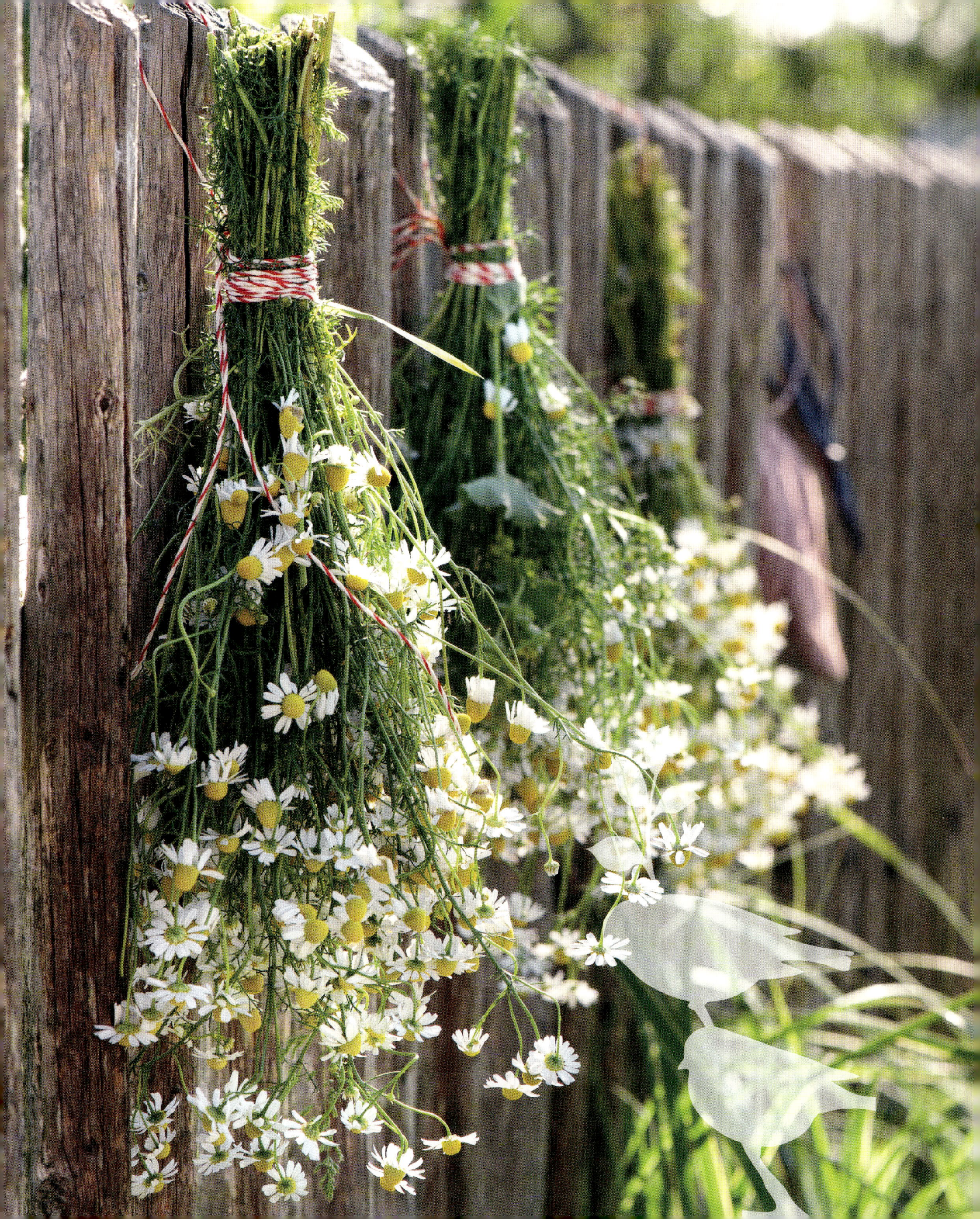

Was Kräuter brauchen

Von Natur aus sind Gartenböden sehr unterschiedlich. Mindestens genauso unterschiedlich sind die Ansprüche der verschiedenen Pflanzen. Die Kunst des Gärtnerns besteht also darin, entweder Pflanzen zu finden, die unter den gegebenen Umständen optimal gedeihen, oder den Boden so zu bearbeiten, dass er die Pflanzen optimal versorgt.

Egal, wo Sie die Pflanzen überwintern: Die Räume dürfen weder zu dunkel noch zu warm sein, sonst verbrauchen die Pflanzen unnötig Reservestoffe und treiben dann im Frühjahr nicht mehr so gut aus.

Die meisten Kräuter bevorzugen leichte Böden. Man erkennt solche Böden an der krümeligen Struktur und sie lassen sich in der Regel besser bearbeiten. Sandige, magere Erde, die durch die Finger rieselt, ist günstig für den Kräutergarten. Kompost und Tonmehl zur Verbesserung sorgen dafür, dass die Erde mit der Zeit humusreicher wird und mehr Wasser bindet. Kaum eine Heilpflanze verträgt schweren Boden, erst recht nicht mit einem hohen Tongehalt. Diese Böden neigen zur Staunässe und müssen durch wiederholte Gründüngung verbessert werden.

Kräuter düngen

Düngeregeln, die für alle Kräuter gelten, gibt es nicht. Zu unterschiedlich sind die Nährstoffansprüche der Pflanze. Die meisten Heil- und Gewürzpflanzen benötigen nicht allzu viele Nährstoffe, da sie aus kargen Gegenden stammen, doch im Garten geht es bei ihnen in der Regel nicht ganz ohne eine Düngung.

Kräuter im Topf

Ist kein Garten vorhanden, können Sie Ihre Lieblingskräuter in Töpfe oder Kästen pflanzen und an einen geschützten Platz stellen. Manche besonders wärmeliebenden Gewächse wie Basilikum gedeihen sogar im Topf besser als im Beet. Auch die Pfefferminze gedeiht gut in Kübeln. Sie wuchert gern und bildet zahlreiche Ausläufer, genauso wie die Zitronenmelisse. Im Garten kann das lästig werden, im Topf muss die Pflanze sich jedoch mit dem Platz zufriedengeben.

Blumentöpfe, Kübel, Tröge – Kräuter fühlen sich überall wohl. Einjährige wie Kerbel und Petersilie säen Sie am besten gleich in einem breiten Gefäß aus.

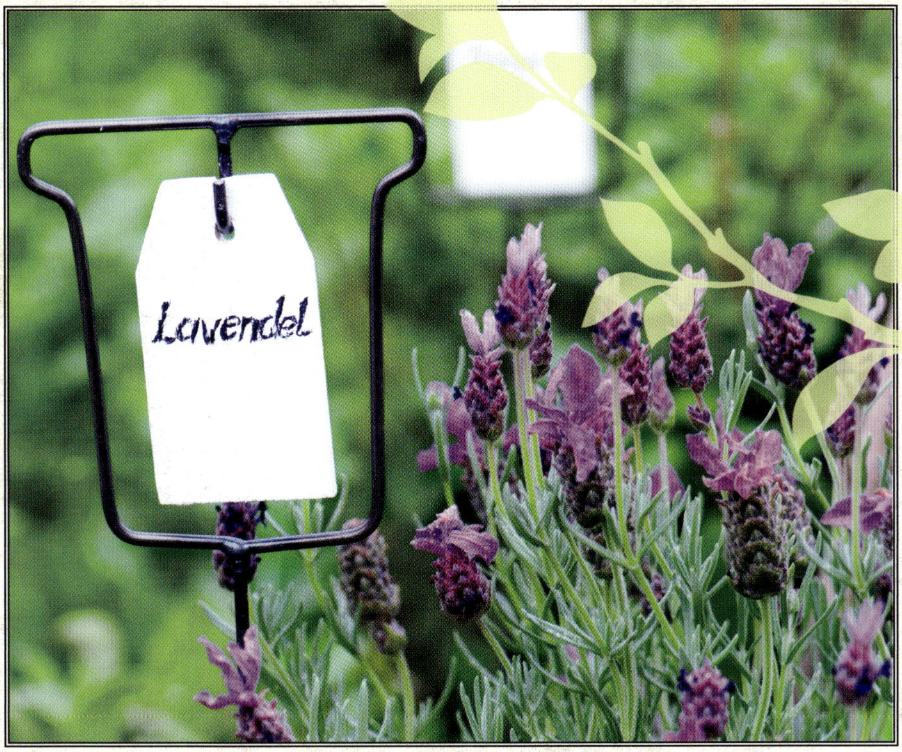

Als Grunddüngung eignet sich eine im Herbst aufgebrachte Mulchdecke aus halbreifem Kompost (= Nährhumus). Ein Eimer pro Quadratmeter ist dabei ausreichend. Bei leichten Sandböden ist eine zusätzliche Kompostgabe im Frühjahr ratsam. Brennnessel- oder Beinwelljauche zum Nachdüngen während der Vegetationsperiode sorgt für eine gute Entwicklung von Blattpflanzen. Aber Vorsicht bei der Stickstoffdüngung: Zu viel bewirkt schlaffe Blätter mit wenig Inhaltsstoffen, zu wenig eine kümmernde und kränkelnde Pflanze.

Was tun im Winter?

Winterharte Pflanzen in Töpfen und Kästen überwintern draußen, ein Beispiel ist der Thymian. Schützen Sie lediglich die Gefäße mit isolierendem Material wie Noppenfolie oder Stroh und stellen Sie diese dicht an die Hauswand, möglichst windgeschützt. Auch im Winter darf der Wurzelballen nicht austrocknen. Gießen Sie gelegentlich an frostfreien Tagen! Empfindlichere mediterrane Kräuter wie Rosmarin, Lorbeer oder auch Zitrusgewächse werden im Herbst in einen kühlen, frostfreien und hellen Raum gebracht. Egal wo Sie die Pflanzen überwintern: Die Räume dürfen weder zu dunkel noch zu warm sein. Dies führt nur dazu, dass die Pflanzen unnötig Reservestoffe verbrauchen und im Frühjahr nicht mehr so gut austreiben. Ein falscher Standort und zu viel Wasser führen außerdem oft zu einem Befall mit Schädlingen.

Die Pflanzerde sollte mit etwas kalkhaltigem Steinmehl vermischt werde. Handelt es sich um Pflanzen, deren Laub zu Würzzwecken verwendet wird, empfehle ich die Beimischung von Hornspänen.

Ernten und aufbewahren

Egal, ob Hausapotheke oder Teevorrat: Kräuter haltbar zu machen und damit Vorräte anzulegen macht Spaß. Hierfür gibt es viele Möglichkeiten. Aus Platzgründen muss ich mich dabei auf das Erklären weniger Methoden beschränken. Wer eines oder mehrere der vorgestellten Verfahren beherrscht, wird dann schnell in der Lage sein, eigene Rezepte zu kreieren und auch mal ein Experiment zu wagen.

So wird geerntet und konserviert

Zum Trocknen werden nur gesunde Pflanzen geerntet, am besten am frühen Vormittag, nachdem der Tau abgetrocknet ist. Die Pflanzen werden nach der Reinigung zu lockeren Sträußen gebunden und kopfüber an einem schattigen, luftigen Platz aufgehängt.

Pflanzenwirkstoffe sind nicht gleichmäßig über die ganze Pflanze verteilt. Je nach Entwicklungsstadium, Tages- oder auch Jahreszeit konzentrieren sie sich in Wurzeln, Blättern oder Blüten. Egal, ob Sie Kräuter für Würz- oder Heilzwecke ernten: Der richtige Erntezeitpunkt ist dann gekommen, wenn die Konzentration der Inhaltsstoffe in dem verwendeten Pflanzenteil am höchsten ist.

- **Die größte Heilkraft** besitzen Pflanzen im Frühjahr, wenn sie noch jung sind. Auch lassen sich die Inhaltsstoffe junger Pflanzen leichter extrahieren als bei älteren.

- **Thymian, Oregano, Majoran und Salbei** ernte ich, wenn die Blütenknospen dick geschwollen sind oder die ersten Blüten sich zu öffnen beginnen. Dann ist der Gehalt an Wirkstoffen in den Blättern am höchsten. Gleiches gilt auch für Heilpflanzen, zum Beispiel Schafgarbe, Eisenkraut oder Taubnesseln.

- **Salatkräuter** schneide ich dagegen bereits deutlich vor der Blüte. Ihre Blätter sollen noch jung oder gerade ausgewachsen sein. Das gilt auch für Petersilie oder Kresse.

- **Wurzeln und Knollen** enthalten am meisten Kraft, wenn sich die Pflanze im Herbst zur Ruhe begeben hat. Alle wichtigen Stoffe sind dann in ihren unterirdischen Organen konzentriert.

Nicht nur das Entwicklungsstadium der Pflanze und der verwendete Pflanzenteil sind von Bedeutung, auch die Tageszeit spielt eine Rolle für die Ernte. Günstig für Blätter ist der Vormittag zwischen 9 und 10 Uhr, wenn der Morgentau abgetrocknet ist. Blätter junger Pflanzen können das ganze Jahr über geerntet werden. Blüten, die Sie für Tee oder Salat, aber auch zum Haltbarmachen verwenden wollen, sollten um die Mittagszeit bei Sonnenschein geschnitten werden, wenn sie voll geöffnet sind.

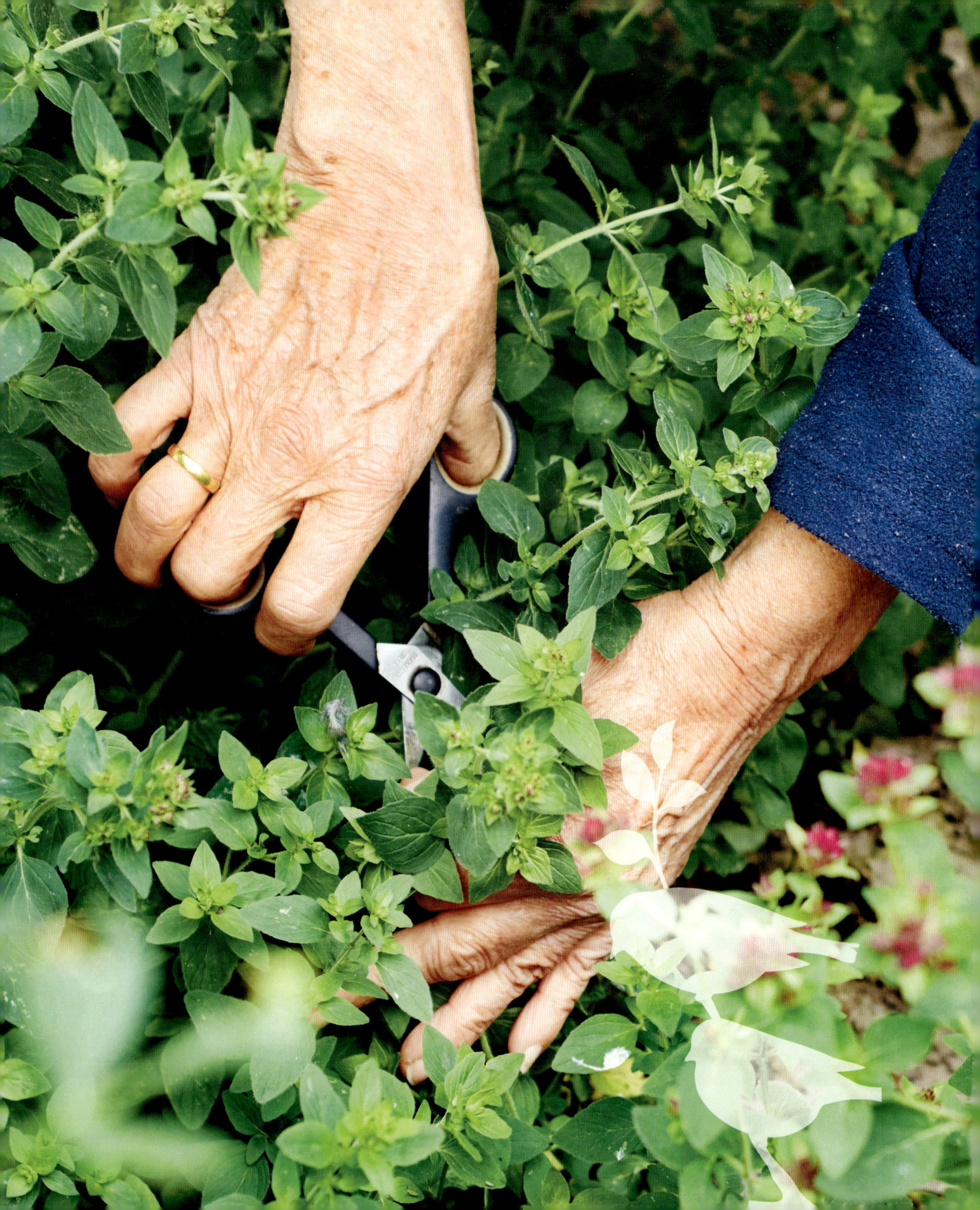

Beim Thema Waschen von Kräutern scheiden sich die Geister. Ich empfehle, zum Trocknen vorgesehene Kräuter nicht zu waschen, um die Trocknungszeit nicht unnötig zu verlängern. Schütteln Sie lediglich grob anhaftenden Schmutz ab und entfernen Sie verwelkte, angefressene oder verfärbte Blätter.

Werden Pflanzen zu Heilzwecken in der freien Natur gesammelt, sollten sie unbedingt gründlich gewaschen und in einer Salatschleuder vorgetrocknet werden. Dann breitet man sie auf Küchenkrepp aus, bevor sie endgültig getrocknet werden.

Alle getrockneten Kräuter sollten grün bleiben. Bei zu heißer oder zu langer Trocknung verfärben sie sich grau oder braun und verlieren dabei einen Großteil ihres Aromas.

Kräuter in Öl und Essig haltbar machen

Manche Kräuter geben ihre aromatischen Inhaltsstoffe gerne an Öl ab. Hierfür sind hochwertige Pflanzenöle gut geeignet, ich verwende meist kalt gepresstes Olivenöl.

Zum Einlegen in Öl dürfen Sie nur gut abgetrocknete Kräuter verwenden. Diese werden in einer trockenen, zuvor gründlich mit heißem Wasser gereinigten Flasche aus hellem Glas so weit mit dem Öl bedeckt, dass es einen Fingerbreit über den Kräutern steht. Sind die Kräuter nicht vom Öl bedeckt, beginnen sie schnell zu schimmeln und der ganze Ansatz wird unbrauchbar. Die gut verschlossene Flasche stellen Sie an einen hellen, sonnigen Ort und schütteln den Ansatz vier Wochen lang einmal täglich durch.

Kräuter trocknen

Ideal zum Trocknen von Pflanzen sind luftige Dachböden. Nur wenn die Luft gut zirkulieren kann, ist ein gleichmäßiger Trocknungsprozess gewährleistet. Dieser soll langsam und bei mäßiger Wärme verlaufen, direkte Sonneneinstrahlung muss unbedingt vermieden werden. Je höher der Gehalt an ätherischen Ölen einer Pflanze, umso langsamer und schonender wird getrocknet, beispielsweise die Kamille. Die Kräuter sind trocken, wenn sie beim Zusammendrücken knistern und rascheln. Wichtig für die Lagerung in luftdicht schließenden Gläsern: Zu viel Restfeuchte hat bei entsprechenden Temperaturen unweigerlich Schimmelbildung zur Folge.

In Würzölen können die Pflanzen verbleiben, Heil- und Kosmetiköle werden über ein Tuch abgesiebt, der Rückstand gut ausgedrückt und luftdicht verschlossen, kühl und in einer dunklen Flasche gelagert. Kräuteröl ist etwa ein halbes Jahr haltbar.

Das charakteristische Aroma von Kräutern entfaltet sich nicht nur in Öl, sondern auch in Essig. Die Kräuter werden dazu gewaschen und in einer Salatschleuder trockengeschleudert. Zu viel an den Pflanzen verbleibendes Wasser verdünnt den Essig. Füllen Sie die vorgesehene, mit heißem Wasser gereinigte und trockene Flasche locker mit den gehackten oder gequetschten Kräutern, in der Regel fünf bis sechs Stängel, und füllen Sie diese mit Essig auf. Geeignet ist Weinessig guter Qualität, aber auch Obstessig. Rotweinessig passt nur zu kräftigen Aromen wie Thymian oder Rosmarin. Die Flasche wird nun gut verschlossen ein bis zwei Wochen an einen hellen Platz gestellt, dann ist der Auszug fertig. Sie können die Pflanzen in der Flasche lassen oder absieben. Den fertigen Kräuteressig bewahren Sie an einem dunklen, kühlen Ort auf. Er ist fast unbegrenzt haltbar.

Alle Pflanzenarten müssen gesondert getrocknet werden. Vermischen Sie daher keine aromatischen Arten mit anderen.

Zum Aromatisieren von Essig eignen sich viele Kräuter, ich verwende besonders gerne Bärlauch, Dill, Eberraute, Estragon, Holunderblüten, Lorbeer, Majoran, Rosmarin, Salbei oder Thymian.

Besonders delikat wird Ihr Essig, wenn Sie zwei bis drei Scheiben einer ungespritzten Zitrone mit einlegen.

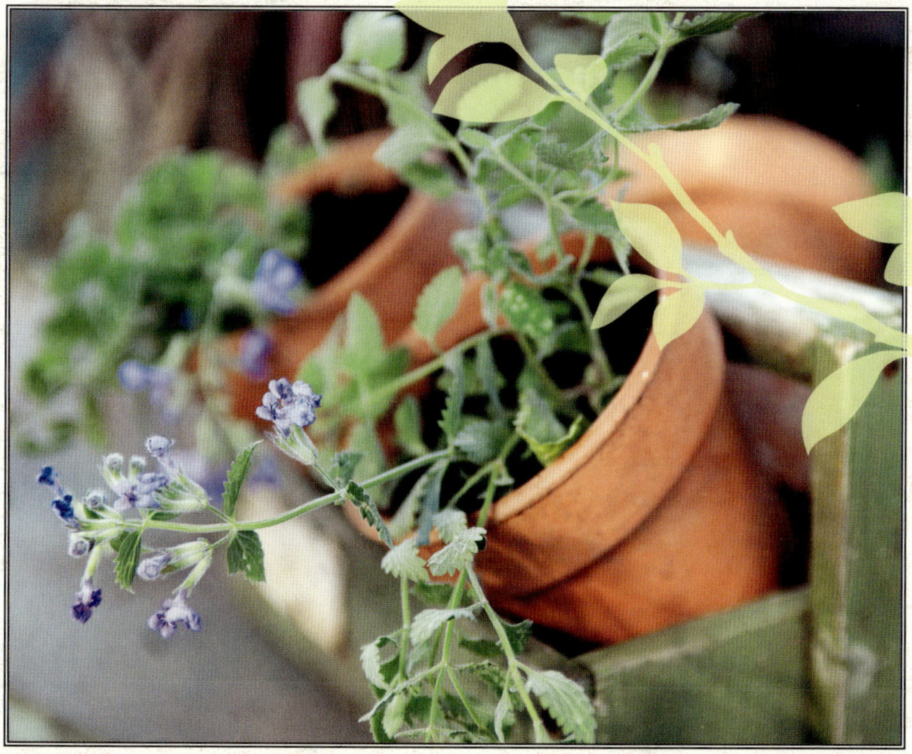

Kräuter für Geniesser

Frische Kräuter aus dem Garten sind der wahre Luxus unserer Zeit. Wieso? Je frischer die Kräuter, desto besser schmecken sie. Und frische Kräuter sind nicht nur schmackhaft, sie sind zudem auch gesund. Ihr Gehalt an Vitaminen, ätherischen Ölen und Mineralstoffen wirkt sich positiv auf den Stoffwechsel und die Gesundheit aus.

Aus der französischen Küche stammen die Fines herbes, *eine Mischung aus Schnittlauch, Kerbel, Petersilie und Estragon. Die Kräuter müssen immer frisch sein und werden fein gehackt zum Ende der Garzeit zugefügt.*

Idealerweise kommen Kräuter direkt aus dem Garten in den Topf und werden kurz vor Gebrauch geerntet. In eine Folie eingeschlagen und in den Kühlschrank gelegt, bleiben sie aber auch einige Tage frisch. Gekaufte Kräuter stellt man möglichst schnell in Wasser, bei täglichem Wasserwechsel halten sie so drei bis fünf Tage. Beliebt sind heute aber auch Kräutertöpfe auf der Fensterbank. Besonders beliebt: Basilikum. Auch gefrorene Kräuter haben Konjunktur: Aber achten Sie darauf, woher diese stammen.

Erst im Ensemble kommen Kräuter richtig zur Geltung, sieht man von Einzelgängern wie der Minze einmal ab. Besonders gut harmonieren Rosmarin und Thymian, Bärlauch und Petersilie, Estragon und Sauerampfer. Auch die Mischung aus Kerbel und Sauerampfer bildet eine harmonische Einheit. Alle diese Kräuter gehen in eine Geschmacksrichtung und keines dominiert die anderen.

Gute Partner

Rosmarin, Thymian, Bohnenkraut und Petersilie passen gut zu Rindfleisch, für Geflügel sind Petersilie, Thymian, Majoran, Estragon und Lorbeerblätter richtig. Lamm hingegen mag es kräftiger: Rosmarin, Thymian, Bohnenkraut, Minze und Petersilie sind hier die Kräuter der Wahl.

Zu Fisch passt eine Kombination aus Dill, Estragon und Zitrone. Schweinefleisch kommt gut zur Geltung mit Salbei, Thymian und Majoran. Der Klassiker zu gebratenem Lammfleisch ist die Minzsoße. Und bei den Nachspeisen punkten viele Kräuter: vor allem Pfefferminze, Zitronenverbene, Lavendel und Zitronenmelisse.

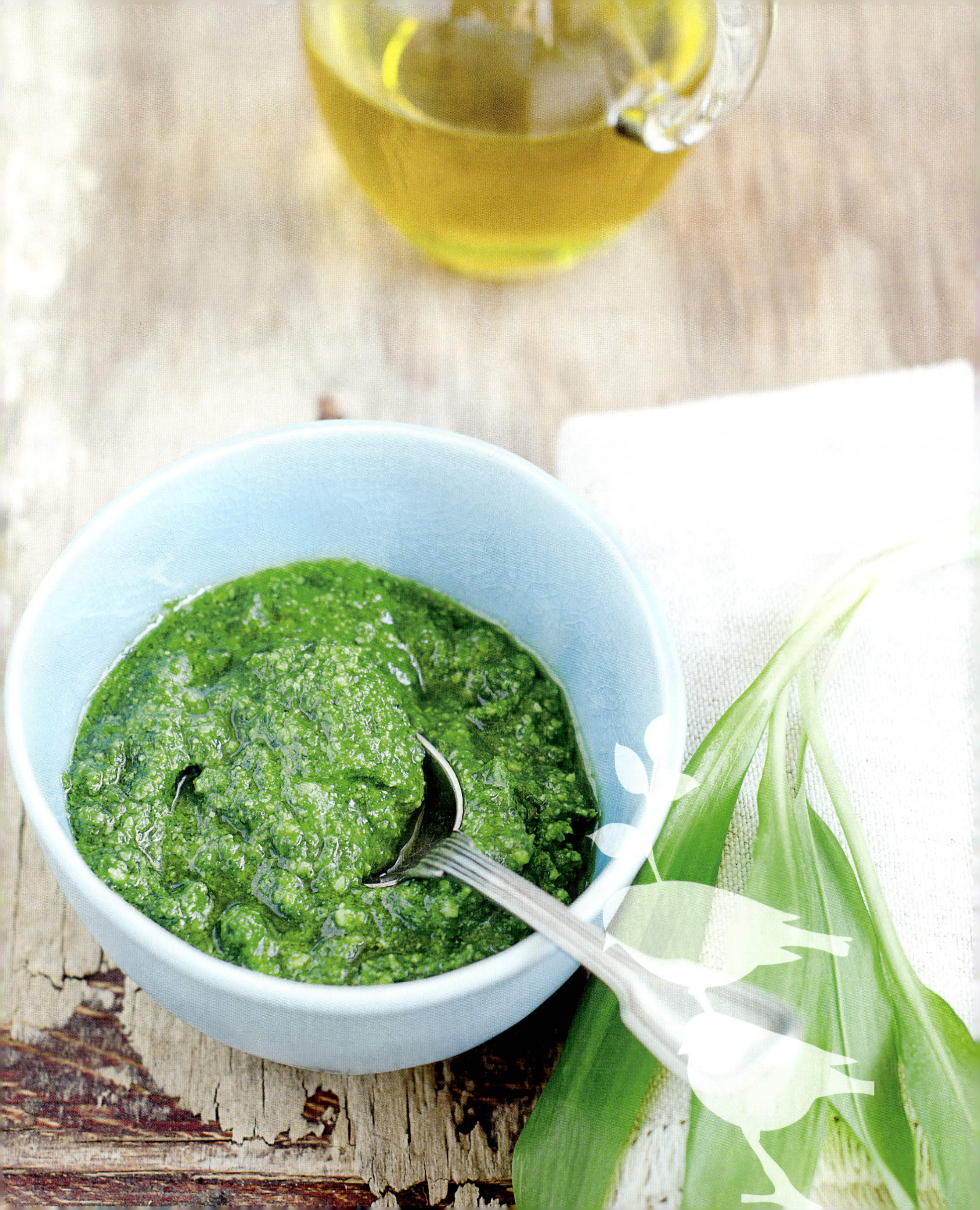

Eine Teemischung aus verschiedenen Blüten, mit Honig gesüßt oder Apfelsaft aufgegossen, ist ein sommerlicher Hochgenuss. Verwendet werden können Blütenblätter der Ringelblume, Rosen und Kamilleblüten.

Je frischer die Kräuter, desto intensiver ihr Aroma. Kräuter aus dem Garten daher immer erst unmittelbar vor Gebrauch ernten. Ein guter Erntezeitpunkt ist der frühe Vormittag, sobald die Pflanzen abgetrocknet sind.

Kräuter werden erst unmittelbar vor der Verwendung gehackt. Die Blätter werden dabei von den Stielen gezupft und trockengetupft. Niemals nass hacken, da sonst viele Aromastoffe verloren gehen.

Kräuter mit kräftigem Aroma dürfen von Anfang an mitgekocht werden. Beispiele sind Rosmarin, Lorbeer, Thymian und Salbei. Andere wie Basilikum, Koriander, Kerbel und Borretsch sind hitzeempfindlich und werden erst kurz vor dem Servieren zugegeben.

In kalten Soßen sollten Kräuter bis zu einer halben Stunde ziehen, sie schließen dann besser ihr Aroma auf.

Getrocknete Kräuter sind geschmacksintensiver und konzentrierter als frische. Ein Teelöffel getrockneter Kräuter entspricht der dreifachen Menge frischer.

Getrocknete Kräuter werden eine Viertelstunde vor Ende der Garzeit zugegeben und vorher leicht in der Hand zerrieben. So kann sich der volle Geschmack entfalten.

Kräuter-Drinks

Der feine Geschmack von Kräutern verfeinert seit je Liköre, Magenbitter und andere alkoholische Getränke. Weniger bekannt und populär sind Softdrinks mit Kräutern, die im Sommer eisgekühlt ideale Durstlöscher sind.

Fast schon ein Klassiker ist die Pfefferminze. Eisgekühlter Pfefferminztee, versetzt mit etwas Pfefferminzlikör und über Zitroneneis gegossen, passt zu heißen Sommertagen.

Und noch ein Tipp für ein Kräutergetränk der besonderen Art: Hängen Sie ein Bund frischer Kräuter der Saison drei bis vier Stunden in eine Mischung aus Apfelsaft, Eistee mit Zitrone und Kombucha und stellen Sie die Mischung an einen kühlen Ort. Nach dem Herausnehmen der Kräuter diese noch einmal in einem Sieb kräftig ausdrücken. Dann das Getränk mit Zitronensaft abschmecken, Eiswürfel zugeben und mit Mineralwasser nach Geschmack aufgießen.

Ingwer fasziniert mit seinem scharfen, belebenden Geschmack. Der frisch gepresste Ingwersaft vermischt mit Ananassaft vertreibt jeden Durst. Ein absolutes Dreamteam sind Ingwer und der eher süßliche Möhrensaft.

Grüner Power-Trunk

In Pflanzenfrischsäften steckt die ganze Vitalkraft der Pflanze. Ein großer Teil ihrer Wirkung beruht auf dem hohen Chlorophyllgehalt der frischen Blätter. Chlorophyll ist nahe verwandt mit unserem Blutfarbstoff und kann vom Körper in Hämoglobin umgesetzt werden, damit wirkt es gewissermaßen blutbildend. Es ist aber auch ideal, um das Säure-Basen-Gleichgewicht wiederherzustellen.

Joghurt, mit kaltem Wasser verdünnt und gemixt mit Gurke, Dill, Schnittlauch oder Minze und gewürzt mit Tabascosoße, Wasabi und Salz ist ein Hochgenuss.

Um puren Pflanzenpresssaft herzustellen, brauchen Sie Unmengen frischer Blätter, einen Mörser oder einen Entsafter. Die Alternative heißt Smoothie: Er enthält ebenfalls alle wertvollen Pflanzeninhaltsstoffe und ist deutlich einfacher herzustellen. Sie benötigen lediglich eine Küchenmaschine mit Mixeraufsatz. Dort hinein geben Sie die zerkleinerten Pflanzen und Flüssigkeit nach Belieben, wenn Sie wollen, auch noch andere Säfte oder Gewürze. Nun alles gut pürieren und am besten gleich trinken, denn der frische Saft hält im Kühlschrank nicht länger als zwei Tage.

Einen Power-Drink für den Start in die Saison stelle ich aus Brennnesseln her. Es reicht, die Blätter vor dem Mixen kurz zu blanchieren, und schon sind die Brennhaare außer Gefecht gesetzt. Sie brauchen: eine Handvoll frische Brennnesseln, Wasser, Ananassaft, frische Äpfel oder eine Banane. Alles gut mixen, zum Schluss nach Geschmack mit etwas Sahne verfeinern – fertig!

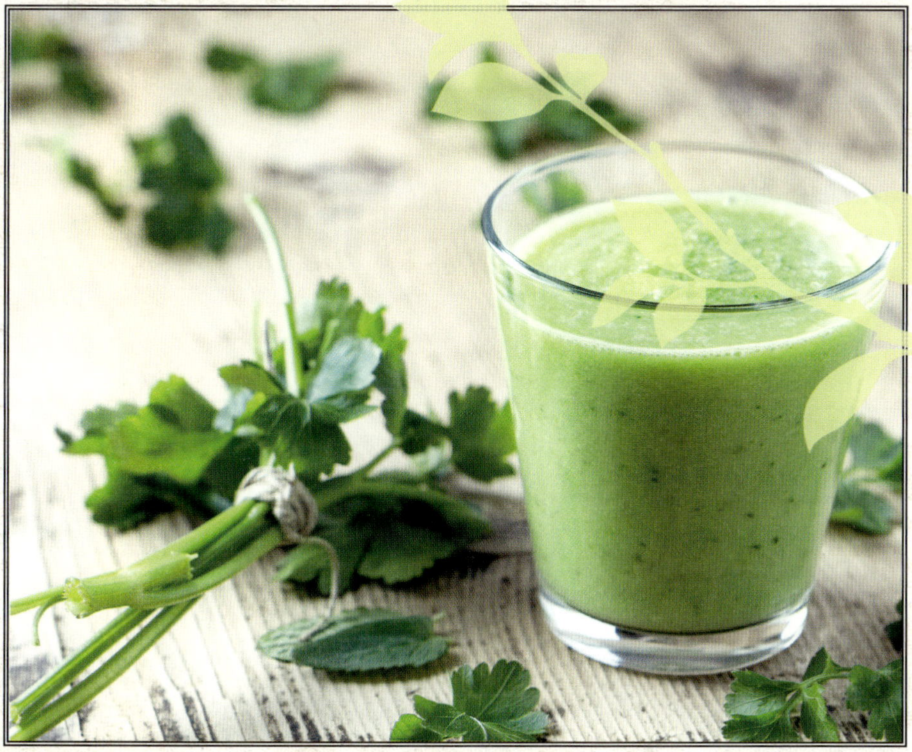

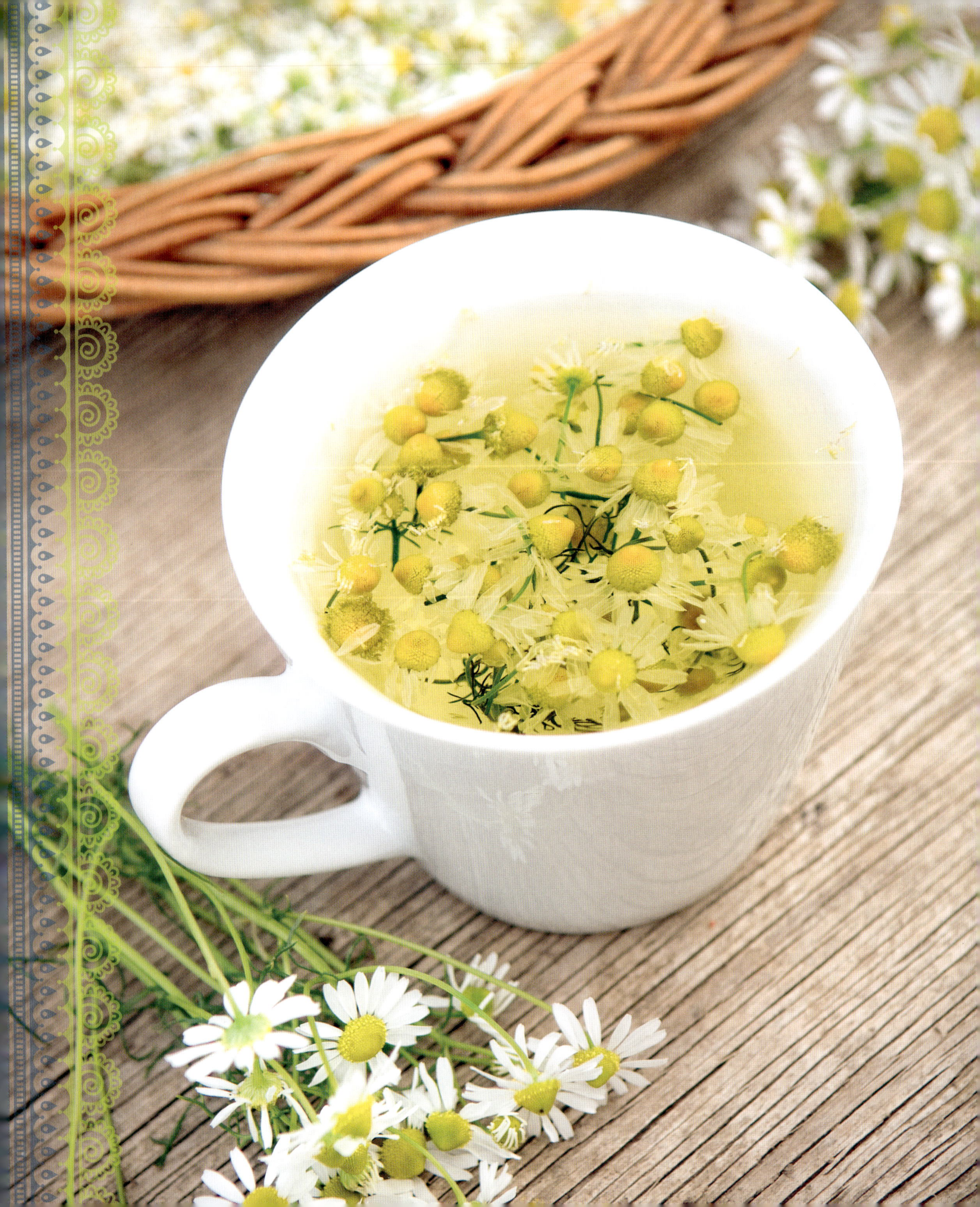

Kräuter für die Gesundheit

Die Natur stellt uns sanfte Heilmittel in großer Auswahl zur Verfügung. Es ist also weder notwendig noch sinnvoll, gleich bei jedem Zipperlein mit schweren Geschützen aufzufahren. Und besonders Kräuter sind hier unschlagbar, sei es in der Küche oder als Hausmittel in Teeform. Gewürz- und Heilkräuter unterscheiden sich dabei eigentlich nur in ihrem Anwendungsbereich und in der Zubereitungsart voneinander.

Kräutertee

»Abwarten und Tee trinken!« Diesen gut gemeinten Ratschlag kennt wohl jeder. Er ist zwar nicht grundsätzlich als Aufforderung zu verstehen, doch in vielen Situationen kann man auf den weisen Rat vertrauen. Und in der Tat: Kräutertees sind das wohl populärste Mittel aus der Naturapotheke und die einfachste Art, sich die wertvollen Inhaltsstoffe von Pflanzen zunutze zu machen. Neben den heilsamen Inhaltsstoffen löschen sie außerdem den Durst und wärmen uns von innen.

Heilkräutertees sind Medikamente und nicht zum Durstlöschen gedacht. Sie sollen auch nicht länger als drei Wochen getrunken werden, abhängig von der Pflanze und der Menge.

Aufguss oder Absud?

Es gibt zwei Methoden zur Zubereitung eines Heilkräutertees, den Aufguss und den Absud. Ein Aufguss wird mit allen belaubten, empfindlichen Pflanzenteilen und Blüten durchgeführt. Der Absud, auch Abkochung genannt, wird hauptsächlich zur Extraktion der Inhaltsstoffe von Rinden und Wurzeln angewendet.

- Für einen Aufguss ¼ Liter Wasser aufkochen, dann 2–3 Minuten abkühlen lassen. 1–2 Teelöffel Kraut damit übergießen und das Ganze abgedeckt etwa 10 Minuten ziehen lassen. Anschließend abseihen.

- Für den Absud z. B. die getrocknete Wurzel einer Heilpflanze in kaltes Wasser geben und langsam zum Sieden bringen. Die Siededauer richtet sich nach der Beschaffenheit des verwendeten Pflanzenteils.

»Die Natur zielt auf das Ganze mit dem Ganzen.«

Hippokrates

Alkoholhaltige Kräuterrezepturen

Klöster hüten seit Jahrhunderten das Geheimnis ihrer teils berühmten Rezepturen von Kräuterlikören und -schnäpsen. Sie leisten oft einen nicht unerheblichen finanziellen Beitrag zum Erhalt der Klöster. Auch mancher Apotheker hat seine eigene, bewährte Mixtur entwickelt. Bei der Zusammenstellung der Kräuter muss lediglich bedacht werden, welchen Zweck der Trank einmal erfüllen soll, sei es als Magenbitter, Aperitif, zur Förderung der Verdauung oder einfach zur Stärkung.

Heilendes und Stärkendes

Um einen Likör herzustellen, geben Sie wie beim Ölauszug beschrieben die trockenen Kräuter und andere Zutaten nach Rezept in eine helle, weithalsige Flasche und füllen mit Alkohol auf. Der Ansatz wird gut verschlossen und anschließend 3–4 Wochen an einen sonnigen Platz gestellt. Die fertige Essenz wird dann über ein sauberes Taschen- oder Küchentuch abgefiltert und in eine dunkle, sterile Flasche umgefüllt. Bei kühler, dunkler Aufbewahrung sind Liköre nahezu unbegrenzt haltbar.

Basis für Liköre sind übliche Alkoholsorten wie Obstbrand, Korn oder Gin. Der Alkoholgehalt sollte mindestens 38 % betragen.

Tinkturen und Heilweine

Eine andere Methode, um sich die Inhaltsstoffe von Heilpflanzen zunutze zu machen, sind alkoholische Auszüge. Einfache Kräuterextrakte (Tinkturen) für medizinische Zwecke werden mit 70- bis 96-prozentigem Äthanol-Alkohol hergestellt, den man in Drogerien und Apotheken als »Trinkbranntwein« oder »Weingeist« bekommt.

Basis für Heilweine sind Weiß- oder Rotwein, in den die getrockneten Pflanzen eingelegt werden. Für die Herstellung von Heilweinen eignen sich grundsätzlich alle Kräuter und Gewürze, bewährt haben sich beispielsweise Bärlauch, Basilikum, Enzian, Ginsengpulver, Holunderblüten, Löwenzahn, Rosmarin oder Salbei.

Ringelblumensalbe

Hierzu rühren Sie etwa zwei Handvoll frischer Blüten in 500 g etwa 50–60 °C warmem Schweineschmalz ein; decken den Topf zu und halten die Masse zwei Stunden warm. Dann alles durch ein Sieb abgießen, in Gläser füllen und im Kühlschrank aufbewahren. Anstatt des Schweineschmalzes können Sie auch Lanolin, eine Wachs-Öl-Mischung, verwenden, zum Beispiel 30 ml Ringelblumenöl und 20 g Bienenwachs, das über dem Wasserbad geschmolzen und vermischt wird. Streichfähiger wird die Salbe durch etwas Kakaobutter; Lavendelöl verleiht angenehmen Duft.

Die Ringelblumensalbe kann als Allroundsalbe eingesetzt werden. Sie eignet sich bei schlecht heilenden Wunden, Blutergüssen, Geschwüren, Quetschungen, Zerrungen sowie Ekzemen.

Grundrezept für eine Creme

30 ml Kräuteröl (Ölauszug der gewünschten Kräuter, z. B. Ringelblumenöl, Calendula-Rosen-Gesichtsöl, Arnikaöl usw.), 10 g Bienenwachs, 12 g Emulgator (z. B. Tegomuls) in eine Metallschüssel geben und auf ein heißes Wasserbad (ca. 60 °C) setzen; die Substanzen unter Rühren auflösen. Sobald das Fett völlig geschmolzen ist, 50–100 ml Wasser erwärmen und dazugießen, die Schüssel vom Wasserbad nehmen und die Masse zu einer glatten, geschmeidigen Creme kalt rühren. Das kann bis zu einer Stunde dauern. 1 ml Teebaumöl zur Haltbarmachung oder andere ätherische Öle nach Wahl zufügen. Dann abfüllen und gut gekühlt aufbewahren.

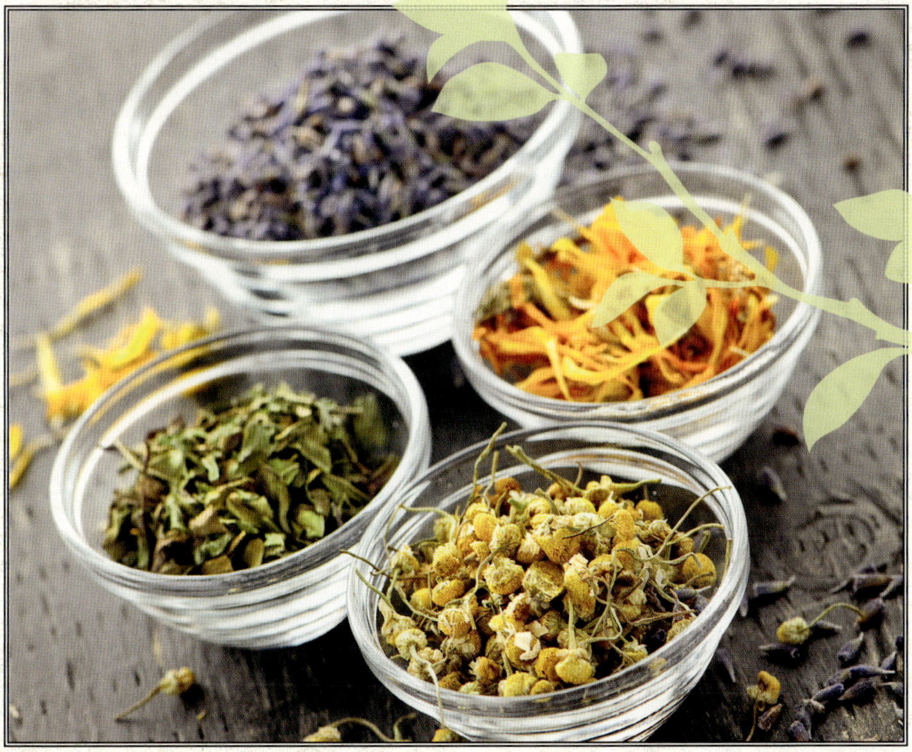

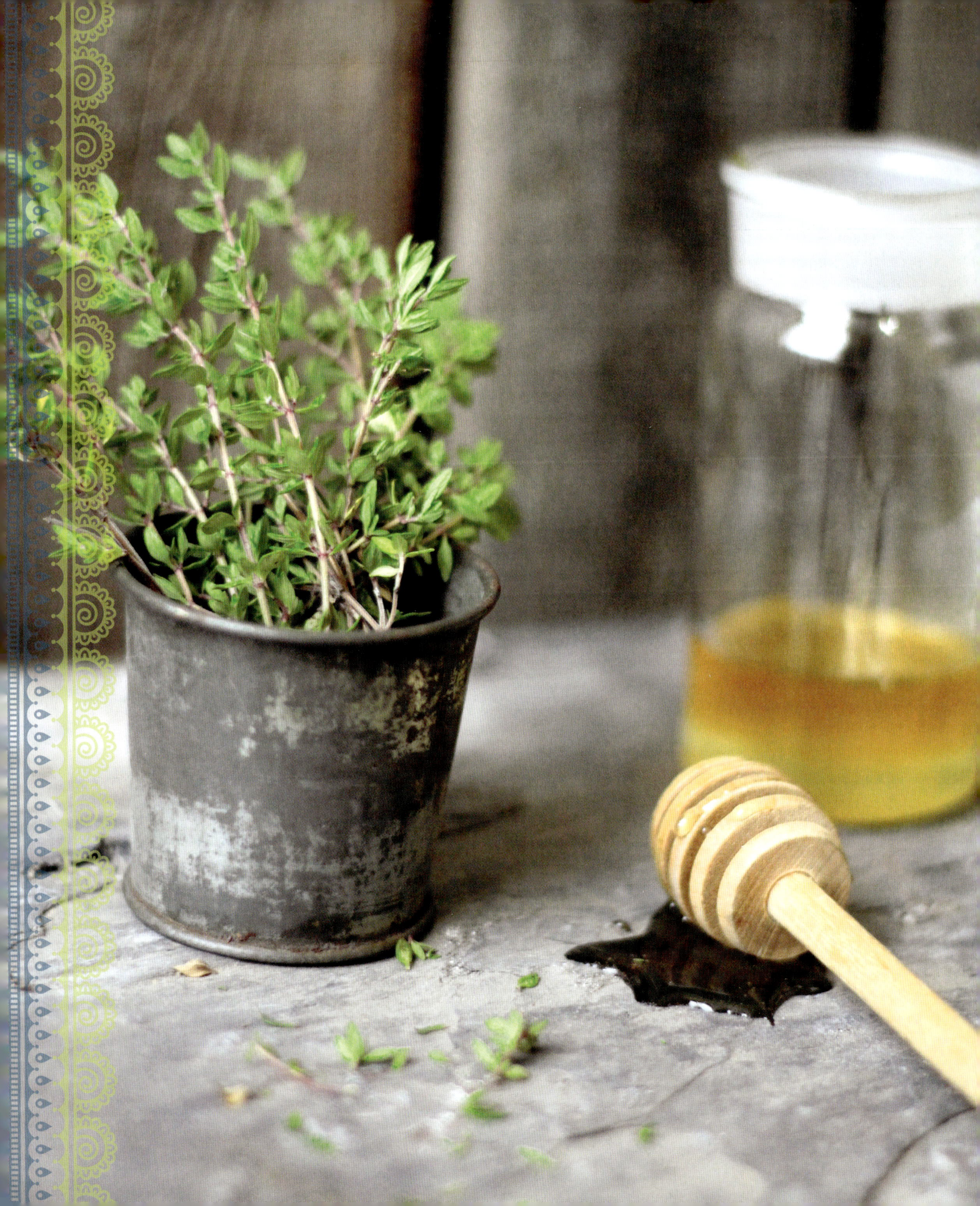

Für Körper und Seele

Gäbe es Kräuter nicht bereits, müsste man sie erfinden. Sie schenken uns ihre Aromen und erfreuen den Gaumen. Sie sind wirkungsvolle Heilmittel und helfen uns dabei, gesund zu bleiben. Sie dienen der Körper- und Hautpflege und sie entspannen mit ihrem Duft ganz nebenbei Körper, Geist und Seele. Nach Küche und Hausapotheke hier noch mehr Kräutergeheimnisse.

Räuchern mit Kräutern

Räuchern blickt auf eine lange Tradition zurück: Seit Urzeiten verwenden Menschen Rinden, Kräuter oder verschiedene Sorten Holz, um einen angenehmen Geruch zu erzeugen. Natürlich erkannte man schnell, dass verschiedene Düfte auch emotionale Zustände beeinflussen konnten – und schon wurden Räucherbeigaben wichtige Bestandteile für kultische und religiöse Zeremonien. Bekanntestes Beispiel ist der Weihrauch, ein Harz, das schon die alten Ägypter verwendeten. Weihrauch ist auch ein Beispiel dafür, dass Räucherwerk, und auch Kräuter, eine heilende Wirkung haben kann.

Die keimabtötende Wirkung spezieller Räuchereien spielte eine wichtige Rolle in der Volksheilkunde. Nach Geburten, Krankheiten oder Sterbefällen reinigte man die Räumlichkeit, um damit den schlechten Geruch und böse Geister zu vertreiben.

Zum Räuchern mit Kräutern benötigt man eine flache feuerfeste Schale, etwas Sand, eine kleine Zange, eine Kerze und Räucherkohle. Verteilen Sie den Sand gleichmäßig auf der Schale. Halten Sie dann die Räucherkohle mithilfe der Zange in die Kerzenflamme, bis die Kohle zu glühen beginnt. Die glühende Kohle legen Sie in die Mitte des Sandtellers und fächeln ihr etwas Luft zu. Darauf gibt man nun die gewünschten Kräuter.

- **Baldrian:** herb, bitter aromatischer Rauch; wirkt beruhigend und die Gedankengänge loslassend; wird aufgrund seines starken Duftes nur in kleinen Mengen beigegeben;

- **Johanniskraut:** würzig, an Heu erinnernder Rauch; wirkt stimulierend, daher auch sein Einsatz bei Liebsorakeln; wichtig bei Sonnwend-Räucherungen.

- **Kamille:** süßlich warmer Rauch, mild belebend; dadurch wirkt er besänftigend und ausgleichend; zudem wirkt Kamille heilfördernd bei Erkältungen.

- **Lavendel:** wirkt erotisierend und belebend; aufgrund seiner antiseptischen Wirkung wird er auch gerne zu Reinigungsräucherungen angewandt.

- **Salbei:** würzig frischer Rauch, der belebend wirkt; er hat eine stark desinfizierende Wirkung.

Kräuterkuren für Haut und Seele

Im Inneren der Haut werden laufend neue Zellen gebildet, die nach außen wandern und dort verhornen. Ärgerlich, denn dies lässt die Haut bisweilen matt und fahl ausschauen. Hier hilft schonendes Peeling auf Pflanzenbasis, ein wahrer Jungbrunnen. Hier zwei bewährte Rezepte.

Kräutermasken – Wellness für die Haut

Masken sind der besondere »Kick« für die Haut. Besonders wenn die Haut stark belastet ist, zum Beispiel durch Klimaanlagen, Sonnenbäder, Heizungsluft oder Temperaturschwankungen, ist eine Intensivbehandlung durch eine Maske genau das Richtige. Sie zeigt sofortige Wirkung und ist unproblematisch in der Handhabung. Masken enthalten Wirkstoffe, die in einer Creme nicht oder nur in niedriger Konzentration vorhanden sind. Unter der Maske wird die Blutzirkulation in der Haut angeregt. Für eine belebende Kräutermaske werden zwei Esslöffel Magerquark oder Joghurt mit einem Esslöffel gehackter Petersilie und einem Esslöffel Honig vermischt. Die Masse auf das Gesicht auftragen und 15 Minuten einwirken lassen; mit viel warmem Wasser abspülen.

Entspannende Kräuterbäder

Bäder sind eines der wichtigsten Mittel zum Entspannen und Heilen, aber auch um dem Winter inwändig Einhalt zu gebieten. Kräuter sind hier ideal als unterstützendes Mittel, das dem Badewasser zugegeben wird. Die Wärme des Badewassers kann die ätherischen Öle aus den Kräutern lösen und Wirkstoffe freisetzen.

Holunderblüten-Peeling

2 Teelöffel getrocknete Holunderblüten mit 250 Milliliter kochend heißem Wasser übergießen und 10 Minuten zugedeckt ziehen lassen; den Sud durch ein Sieb abgießen. Die Hälfte mit 50 Gramm gemahlenen Mandeln vermischen; die andere Hälfte mit 15 Gramm Bienenwachs und 30 Gramm geraspelter Kernseife verrühren. Alles vermischen und 50 Milliliter Apfelessig zugeben.

Um einen Badezusatz auf Kräuterbasis herzustellen, gibt es zwei Möglichkeiten: Übergießen Sie eine Handvoll frische oder getrocknete Kräuter mit einem Liter kochend heißem Wasser. Dann lassen Sie alles zugedeckt 10–15 Minuten ziehen, gießen den Sud durch ein Sieb ab und geben ihn dem heißen Badewasser zu. Man kann aber auch ein Leinensäckchen mit den Kräutern füllen und gut verschlossen in das einlaufende Bad einhängen.

Die besten Badekräuter

Kräuterbäder können unterschiedlich Wirkung auf uns haben. Die folgenden Kräuter zählen zu den klassischen Badezusätzen:

- **Brennnesselblätter:** durchblutungsfördernd
- **Eukalyptus:** atmungsaktivierend, entspannend, allgemein vitalisierend
- **Fichtennadeln:** anregend, atmungsaktivierend, durchblutungsfördernd
- **Johanniskraut:** harmonisierend, schmerzstillend
- **Lavendel:** entspannend, durchblutungsfördernd, harmonisierend, vitalisierend
- **Rosmarin:** stark anregend, durchblutungsfördernd, wärmend
- **Salbei:** atmungsaktivierend, durchblutungsfördernd, entspannend
- **Wacholder:** atmungsaktivierend, entspannend, muskellockernd

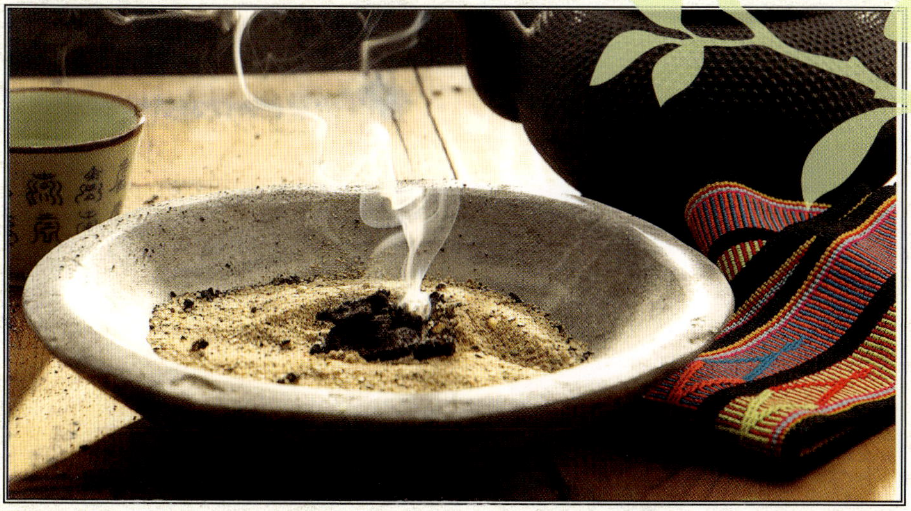

Adressen und Bezugsquellen

Kräutergärtnereien

Kräuter- und Staudengärtnerei Mann
Schönbacher Str. 25
02708 Lawalde
Tel./Fax: 03585/403738
www.plantasia.de
info@plantasia.de

herb's Bioland Gärtnerei
Stedinger Weg 16
27801 Dötlingen OT Nuttel
Tel.: 04432/94003
Fax: 04432/94004
www.herb-s.de
info@herb-s.de

Rühlemanns Kräuter & Duftpflanzen
Auf dem Berg 2
D-27367 Horstedt
Tel.: 04288/928558
Fax: 04288/928559
www.ruehlemanns.de
info@ruehlemanns.de

Kräuterey Lützel
Im Stillen Winkel 5
57271 Hilchenbach OT Lützel
Tel.: 02733/3846
Fax: 02733/12679
www.kraeuterey.de

Otzberg-Kräuter
Erich-Ollenhauer-Str. 87a
65187 Wiesbaden
Tel.: 0611/8120545
Fax: 06 11/8460558
www.otzberg-kraeuter.de

Blauetikett Bornträger
677591 Offstein
Tel.: 06243/905326
Fax: 06243/905328
www.borntraeger.de

Syringa Duft- und Würzkräuter
Bachstraße 7
78247 Hilzingen
Tel.: 07739/1452
Fax: 07739/677
www.syringa-samen.de

Blumenschule
Rainer Engler & Sabine Friesch
Augsburger Straße 62
86956 Schongau
Tel.: 08861/7373
Fax: 08861/1272
www.blumenschule.de

Artemisia – Allgäuer Kräutergarten
Hopfen 29
88167 Stiefenhofen
Tel.: 08386/960510
Fax: 0 83 86/96 15 20
info@artemisia.de

Staudengärtnerei Dieter Gaissmayer
Jungviehweide 3
89257 Illertissen
Tel.: 07303/7258
Fax: 07303/42181
www.staudengaissmayer.de
info@gaissmayer.de

Raritäten-Gärtnerei Treml
Eckerstraße 32
D-93471 Arnbruck
Tel.: 09945/905100
Fax: 09945/905101
treml@pflanzentreml.de
www.pflanzentreml.de

Wildpflanzengärtnereien

Gärtnerei naturwuchs
Bardenhorst 15
33739 Bielefeld
Tel. 05 21/9 88 17 78
www.naturwuchs.de
Nur Bestelladresse

Versand-Gärtnerei Strickler
Lochgasse 1
55232 Alzey-Heimersheim
Tel.: 06731/3831
www.gaertnerei-strickler.de

Blauetikett Bornträger GmbH
67591 Offstein
Tel.: 06243/905326
Fax: 06243/905328
www.blauetikett.de
info@blauetikett.de

Rieger-Hofmann GmbH
In den Wildblumen 7
74572 Blaufelden-Rab.
Tel.: 07952/5682
www.rieger-hofmann.de

Hof Berggarten
Robert Schönfeld
Lindenweg 17
79737 Herrischried
Tel.: 07764/239
www.hof-berggarten.de

Sortiments- und Versuchsgärtnerei Simon
Staudenweg 2
97828 Marktheidenfeld
Tel.: 09391/3516
www.gaertnerei-simon.de

Österreich

Arche Noah
Obere Str. 40
A-3553 Schiltern
Tel.: 0043(0)2734/8626-0
www.arche-noah.at

Alexander Mrkvicka
Siebzehn-föhrengasse 7
A-2380 Perchtoldsdorf
Tel.: 0043(0)1/8690061
www.hobbies.privateweb.at/Pflanzen/

Naturgarten
Martin Mikulitsch
Andreas-Lechner-Str. 5
A-1140 Wien
Tel.: 0043(0)1/9791798
www.naturgarten.at

Praskac - Das Pflanzenland
Praskacstr. 101-108
A-3430 Tulln
Tel.: 0043(0)2272/62460
www.praskac.at

Voitsauer Wildblumensamen
Voitsau 8
A-3623 Kottes
Tel.: 0043(0)2873/7306
www.wildblumensaatgut.at

Register

Bildnachweis:

Ajlatan – fotolia.com: 9; Ammit Jack – shutterstock.com: 14; B. and E. Dudzinscy – shutterstock.com: 44; blickwinkel/J. Flohe: 63; Catalin Petolea – shutterstock.com: 47; David Gilder – shutterstock.com: 4ol, 70; Elena Elisseeva – shutterstock.com: 135; Flora Press/Andrew Lawson: 89; FLORA PRESS/BIOSPHOTO/Virginie Klecka: 56; Flora Press/Florilegius: 62, 93, 101; Flora Press/Helga Noack: 20; Flora Press/Royal Horticultural Society: 57; Gerisch – fotolia.com: 10; Gita Kulinitch Studio – shutterstock.com: 99; isak55 – shutterstock.com: 80; Karin Hildebrand Lau – shutterstock: 108; Klaus Reitmeier – fotolia.com: 2/3, 19; Leonhart Fuchs/Das Kräuterbuch von 1543: 65; Lucky – fotolia.com: 58; lzf – shutterstock.com: 28; M. Schuppich – fotolia.com: 30; mama_mia – shutterstock.com: 6; mauritius images / Alamy: 16, 29, 36, 49, 53, 54, 55, 61, 66, 75, 81, 83, 84, 87, 90, 91, 92, 96, 109, 110, 115; mauritius images / Buiten-Beeld: 82; mauritius images / dieKleinert: 103; mauritius images / fancy: 139; mauritius images / Flower-photos: 4or, 4ul, 12, 51, 78, 85, 86; mauritius images / foodanddrinkphotos: 77; mauritius images / foodcollection: 64; mauritius images / Garden World Images: 60, 94, 97, 111, 127, 129; mauritius images / imageBROKER / BAO: 31, 37, 41, 45, 50, 67, 71, 74; mauritius images / imageBROKER / Christian Hütter: 106; mauritius images / imageBROKER / Cristina Fumi: 4ur, 40; mauritius images / imageBROKER / Egon Bömsch: 117; mauritius images / imageBROKER / frederik: 113; mauritius images / imageBROKER / Nicholas and Sherry Lu Aldridge/FLPA: 26; mauritius images / imageBROKER / Ottfried Schreiter: 118; mauritius images / imageBROKER / Reinhard Hölzl: 4mr, 34, 35; mauritius images / imageBROKER / scully: 114; mauritius images / imageBROKER / Ulrich Niehoff: 123; mauritius images / United Archives: 52, 88; mauritius images / Westend61: 73, 105, 125; Montypeter – shutterstock.com: 48; Photocrew – fotolia.com: 39; PhotoSG – fotolia.com: 1, 24; Robyn Mackenzie – shutterstock.com: 102; shihina – shutterstock.com: 100; Smileus – fotolia.com: 23; StockFood / Diez, Otmar: 32; Strauß: 121; Sundebo – shutterstock.com: 42; tanjichica – shutterstock.com: 131; Tsach – fotolia.com: 11; TwilightArtPictures – fotolia.com: 69; viki2win – shutterstock.com: 136; www.wikimedia.org: 27; Yevgeniya Shal – shutterstock.com: 129

bittedankeschön – fotolia.com: wolkiger farbiger Hintergrund; gizele – fotolia.com: Vögel; Kostia Lomzov – fotolia.com: zerknittertes Papier; redkoala – fotolia.com.: Musterkante; talipcubukcu – fotolia.com: brauner Papierhintergrund mit Reißkante

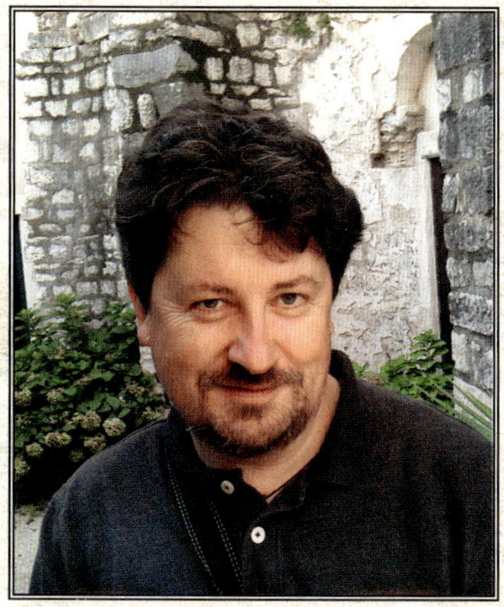

Über den Autor

Wolfgang Funke studierte an der Universität Freiburg Biologie und war danach als Lektor für mehrere Verlagshäuser tätig. Heute arbeitet er als freier Autor und Journalist. Sein besonderes Interesse gilt den Themen Ernährung, Selbstversorgung und Permakultur. Seit über 20 Jahren beschäftigt er sich dazu mit Wildpflanzen in der Ernährung und mit der ganzheitlichen Wirkung von Heilpflanzen.

Impressum

Bibliografische Information der Deutschen Nationalbibliothek
Die Deutsche Nationalbibliothek verzeichnet diese Publikation in der Deutschen Nationalbibliografie; detaillierte bibliografische Daten sind im Internet über http://dnb.d-nb.de abrufbar.

BLV Buchverlag
GmbH & Co. KG
80636 München

Umschlagkonzeption und Gestaltung: BLV Verlag
Umschlagfotos:
GAP Photos/Dianna Jazwinski (vorne);
Photo SG – fotolia.com (hinten links),
shihina – shutterstock.com (hinten Mitte),
Karin Hildebrand Lau – shutterstock (hinten rechts)

Projektleitung: Caroline Kaum
Lektorat: Christine Weidenweber
Herstellung: Hermann Maxant
Layoutkonzept Innenteil und Satz: griesbeckdesign, München

Gedruckt auf chlorfrei gebleichtem Papier

Printed in Italy

ISBN 978-3-8354-1487-7

Hinweis
Das vorliegende Buch wurde sorgfältig erarbeitet. Dennoch erfolgen alle Angaben ohne Gewähr. Weder Autor noch Verlag können für eventuelle Nachteile oder Schäden, die aus den im Buch vorgestellten Informationen resultieren, eine Haftung übernehmen.

www.facebook.com/blvVerlag